암을
 이겨내는
사람들의
7가지 습관

암을 이겨내는 사람들의 7가지 습관

암을 극복하며 새롭고 활기찬 삶을 준비하다

윤영호, 김경섭, 고현숙 지음

궁리
KungRee

이 책을 펴내며

어느 날 만약 내가 '암에 걸렸다'는 진단을 받는다면 어떤 기분이 들까? 분노, 두려움, 암담함, 의욕 상실, 원망, 죄책감 그리고 불안과 우울 등의 다양한 느낌이 들 것이다. 아무리 치료 기술이 좋아졌다고는 하지만, 암 치료 과정이 신체상의 아픔뿐만 아니라 정신적·사회적·실존적 고통을 일으키므로 이를 효과적으로 극복한다는 것 자체가 여전히 어려운 일이기 때문이다. 우수한 의료 기술과 정기적인 건강 검진을 통해 암을 잘 이겨냈다 하더라도 치료 중에 겪었던 고통이 계속되어 혼란스러워하거나 무기력해지기도 한다.

나는 지난 20여 년간 암 환자들의 삶의 질과 건강에 대해 연구를 해왔다. 분노와 부정이 뒤섞인 상태로 시간을 보내거나 우울에서 헤어나지 못하는 환자가 있는가 하면, 긍정적으로 수용하고 적극적으로 대처하는 환자들도 있다. 어떻게 하느냐에 따라서 암을 극복하고 건강과 삶의 질을 회복하는 수준이 천차만별로 달라진다. 나는 암 환자의 건강과 삶의 질에 대한 연구를 통해 환자들이 겪는 고통과 부담을 밝혀내고 이를 해결하기 위한 교육 프로그램들과 정책을 개발해왔다. 그러나 이러한 것들은 대부분 환자를 의존적인 상태에서 독립적인 단계로 이끌지 못하거나 일시적인 효과만을 가져와 아쉬운 점이 많았다.

국립암센터 기획조정실장을 맡고 있던 2009년, 스스로 리더십과 대인 관계 역량이 부족하다고 생각해 '성공하는 사람들의 7가지 습관' 워크숍에 참여했다. 그 과정 내내 보고 듣고 체험했던 내용들을 암 환자들이 암을 이겨내는 과정에 적용해볼 수 있겠다는 생각이 들었다. '성공하는 사람들의 7가지 습관'을 '암을 이겨내는 사람들의 7가지 습관'에 적용해 프로그램을 개발한다면, 암 환자들이 암을 극복하는 데 큰 도움이 될 것이라고 생각하니 흥분되었다.

워크숍이 끝난 뒤로도 이 생각은 계속 내 머릿속을 떠나지 않아 한국리더십센터 고현숙 사장을 만나 이런 뜻을 전했다. 고 사장은 흔쾌히 그 뜻을 받아들였고 나에게 코칭 과정을 들어보는 것도 도움이 될 것이라 제안해 나는 2개월 코스의 코칭 과정도 이수했다. 나는 암 건강 교육과 리더십 과정, 코칭 과정을 하나로 융합한 '암환자건강파트너십프로그램'을 개발하기로 했다. 곧바로 국립암센터 이진수 원장과 연구자들을 설득해 국립암센터 기관 고유 사업의 일환으로 추진하기로 했다. 서울대학교병원 노동영 암병원장, 문용린 전 교육부장관, 서울대학교 법대 성낙인 교수, 연세대학교 심리학과 황상민 교수, 삼성서울병원 김 성 부원장, 서울대학교 간호대학 박현애 교수, 서울대학교 교육학과 임철일 교수, 한국코칭센터 남관희 교수, 이주실 연극인, 한국체력센터 선상규 소장을 비롯한 많은 분들이 우리의 뜻에 동참해 프로그램 개발에 자문을 해주었으며, 10개 대학병원이 협력하여 국립암센터와 함께 프로그램을 진행했다. 이 자리를 빌어 자문과 프로그램 개발에 함께 해주신 분들께 진심으로 감사하다는 말씀을 전한다.

이 책은 스티븐 코비의 『성공하는 사람들의 7가지 습관』을 응용해 암 진단을 받은 환자들이 암을 이겨내고 건강을 회복해 행복한 삶을 사는 데 도움이 되는 7가지 습관을 담았다. 이 책에서 소개하는 습관들을 익힘으로써 '암에 걸렸다'는 상황을 되돌릴 수는 없지만 암을 극복하고 삶을 변화시켜 갈 수 있을 것이라 확신한다. 『암을 이겨내는 사람들의 7가지 습관』은 환자의 잠재력을 극대화하여 주도적으로 암을 극복하는 습관들이며, 암 치료 과정에서 더욱 활력 있는 삶을 살기 위한 가이드를 제공해준다. 또한 7가지 습관을 실천하고 생활화하려는 노력은 정서적인 고통을 극복하고 삶의 의지를 키우는 데도 크게 도움이 될 것이다.

'암을 이겨내는 사람들의 7가지 습관'은
첫째, 암 진단을 받았지만 주도적으로 암을 극복하며,
둘째, 암 극복과 건강 회복이라는 목표를 세우고,
셋째, 그 목표에 적합한 우선순위를 정하고 가장 중요한 것부터 먼저 하는 것이다.
넷째, 가족이나 의료진 등 암을 이겨내는 데 도움을 주는 사람들과의 승-승을 생각하며,
다섯째, 먼저 진심으로 이해하고 나를 이해시키며,
여섯째, 서로에게 더 큰 결과를 얻게 하기 위한 최상의 방안을 모색한다.

끝으로, 몸, 마음, 정신, 영혼을 지속적으로 쇄신함으로써 암을 극복하고 건강을 관리하는 것이다.

이 7가지 습관을 통해 환자 스스로가 건강 역량을 강화해 암 진단 시점부터 치료 과정, 생존, 그리고 인간으로서는 피할 수 없는 삶을 마무리하는 순간까지 주도적이면서도 지속적으로 건강과 삶의 질을 높일 수 있기를 희망한다. 당신이나 당신의 가족이 암을 이겨냈다면, 이제 본격적으로 새로운 삶으로의 여행에 첫걸음을 내디딜 때이다. 내면의 소리에 귀 기울이고 다른 사람들도 그렇게 할 수 있도록 격려해주기를 바란다. 이는 스티븐 코비가 8번째 습관이라 칭한 것이다. 암을 극복한 후 다른 환자들이 암을 이겨내도록 돕는 당신의 삶은 가까운 사람들에게 삶에 대한 긍정적인 메시지를 주게 될 것이다.

· 나와 한국리더십센터 김경섭 회장, 코칭경영원 고현숙 사장은 암 환자들을 위한 좋은 프로그램이 지속되게 하자는 뜻을 모아 함께 책을 출간하기로 했으며, 책 판매로 발생하는 인세는 환자들을 위해 모두 기부하기로 했음을 밝힌다. 부디 암이라는 질병과 싸우고 있는 환자들과 가족들이 이 책을 통해 암을 극복해내고, 다른 환자들이 암을 이겨내는 데도 도움을 줄 수 있기를 기대해본다.

2013년 2월

윤영호

차례

이 책을 펴내며 ·· 5

제1부 암을 이겨내는 패러다임과 원칙들 ─────── 15

건강의 위기는 전화위복의 기회 ·· 17
암을 극복하려면 삶의 패러다임을 바꿔야 ·· 18
자신만의 건강 패러다임을 만들려면 ·· 20
건강을 바라보는 새로운 시선 ·· 24
'건강 습관'이란 무엇인가 ·· 25
건강의 의존성에서 독립성으로, 그리고 상호 의존성으로 나아가다 ·· 26
암을 이겨내는 사람들에게 필요한 7가지 습관 ·· 28
건강의 효과성 ·· 31

제2부 개인의 승리 ─────────────── 35

습관 1 :: 자신의 삶을 주도하라 37
암의 주요 원인들 ·· 37

암을 이겨내는 사람들의 공통점 ·· 39

암을 어떻게 받아들일 것인가 ·· 41

암에 어떻게 대처할 것인가 ·· 45

| 암을 주도적으로 극복한 가수 양희은 ·· 46, 암은 결국 자신과의 싸움이라고 생각한 김인순 ·· 50, 건강하던 때처럼 살기 위해 노력한 민경선 ·· 50 |

습관 2 :: 목표를 세우고 시작하라   53

환자가 적극적으로 질병을 관리하는 시대 ·· 53

자신만의 사명서를 만들자 ·· 55

암 극복 후의 내 삶을 설계하려면 ·· 57

| 암 극복 목표를 세우고 실천한 고창순 ·· 59, 자신의 건강 사명을 만들고 살아간 강고경 ·· 61, 가족과 동료의 기대를 목표로 한 이경옥 ·· 62 |

건강 사명서란 무엇인가 ·· 63

건강 파트너들의 건강 사명서 ·· 67

습관 3 :: 소중한 것을 먼저 하라   77

건강의 우선순위 정하기 ·· 78

건강 우선순위 정하기에 필요한 것들 ·· 79

시간을 잘 관리하는 4가지 방법 ·· 81

제4세대 시간 관리와 건강 관리 ·· 82

건강 관리 매트릭스의 4상한 ·· 85
제2상한 중심의 건강 생활 ·· 86
건강 실천 계획 세우기 ·· 88

| 소중한 것을 먼저 실천한 스티브 잡스 ·· 91, 일하면서 건강 관리를 해온 유선주 ·· 93, 일일 계획을 세우고 이를 철저히 지킨 김지영 ·· 94 |

제3부 암 극복과 건강 회복을 위한 대인 관계 ——— 95

상호 의존의 패러다임 ·· 97
암을 이겨내는 감정 은행 계좌 예입 ·· 98

습관 4 :: 상호 이익을 추구하라   103

대인 관계의 중요성 ·· 103
암을 이겨내는 '승/승'적 건강 방식 ·· 104
'승/승'적 건강 패러다임 ·· 106

| 승-승을 생각하는 연극배우 이주실 ·· 108, 의료진과의 좋은 관계를 강조한 김흥희 ·· 109, 봉사한다는 마음으로 시어머니와 시숙을 보살핀 현옥순 ·· 109, 영향력의 원과 관심의 원을 구분한 김현정 ·· 111 |

습관 5 :: 먼저 이해하고 다음에 이해시켜라   113

자서전적 반응과 공감적 경청 ·· 113

의료진과의 관계 ·· 116

가족들과의 관계 ·· 118

다른 환자와 가족들과의 관계 ·· 119

의료진의 대화 ·· 120

풍요와 배려가 담긴 대화 ·· 121

| 먼저 듣는 것을 실천한 랜디 포시 ·· 122, 가족의 입장에서 먼저 생각한 김숙자 ·· 124, 의사 선생님의 말씀을 전적으로 신뢰하고, 희망을 주는 언행을 유지한 김상권 ·· 125 |

습관 6 :: 시너지를 활용하라   127

시너지란? ·· 127

의료 환경에서의 시너지 ·· 128

| 공감과 경청의 시너지를 맛본 K씨 ·· 131, 적극적으로 환우 모임, 의료진과의 모임에 참여한 엄영란 ·· 133 |

제4부 지속적인 건강 관리 ─────────── 135

습관 7 :: 끊임없이 쇄신하라　　　　　　　　　　　137

인간의 4가지 욕구와 능력의 충족 ·· 139

| 4차원적 건강 균형과 시너지를 낸 루돌프 줄리아니 ·· 140, 몸과 마음을 지속적으로 쇄신한 강미근 ·· 142, 환자라는 생각을 하지 않으려 애쓴 서동숙 ·· 143 |

신체적 영역 ·· 144

정신적 영역 ·· 152

사회적 영역 ·· 157

영적 영역(실존적 삶) ·· 163

암을 이겨내는 사람들을 위한 워크북 ─────── 167

참고자료 ·· 234

제1부

암을 이겨내는
패러다임과 원칙들

건강의 위기는 전화위복의 기회

아프리카 속담에 "나무를 심어야 할 가장 좋은 시기는 20년 전이었다. 그 다음으로 좋은 시기는 바로 지금이다."라는 말이 있다. 이 이야기를 암에 걸리는 과정에 빗대어 볼 수 있다. 원래 세포는 DNA를 정확하게 복제하여 동일한 크기와 형태를 유지하다가 새로 만들어진 세포에게 자신의 자리를 내어주고 스스로 사멸하도록 되어 있다. 그러나, 발암 물질에 지속적으로 노출되면 유전자의 손상이 일어나 세포 분열을 멈추지 않고 자신과 동일한 세포를 계속 만들어내는 암세포가 발생하게 된다. 바로 이처럼 암은 오랜 시간에 걸쳐서 생성되는 것으로, 암을 예방하기 위한 건강 습관을 갖추었어야 할 가장 좋은 시기는 꽤 오래전으로 거슬러올

라간다. 건강 습관이란 하루아침에 좋아지지도 않으며 나아진다고 해도 지속적으로 지켜나가는 것 또한 쉽지 않다. 만약 암에 걸렸다면, 이를 이겨내기 위한 건강 습관을 갖추는 데 가장 좋은 시기는 바로 지금이다.

봄에 씨 뿌리고 때 맞추어 물을 대주는 것을 잊고, 여름 내내 놀다가 가을이 되어 급하게 수확을 거두려고 한다면 얼마나 어리석은 일인가? 농사가 자연의 법칙에 따라 이루어지듯이 건강도 마찬가지이다. 씨를 뿌려야 거둘 수 있듯 평소에 적절한 운동과 함께 금연, 절주, 균형 잡힌 식사를 병행하는 것이 중요하다.

성공적으로 암을 이겨내기 위해서는 반드시 기본 원칙이 있어야 하며 이러한 원칙을 배우고 익혀 자신의 생활에 적용할 수 있어야 한다. 암을 극복하는 과정에서 수술, 방사선 치료, 항암 치료 등 적극적인 치료들은 의사에게 의존할 수밖에 없으나 그 후에 치료로 인한 합병증을 이겨내고 건강을 회복하는 것은 환자의 몫이다. 이 과정에서 환자는 적절한 운동과 균형 잡힌 식사를 하며 몸에 맞는 생활을 실천하기 위해 스스로 계획을 세우고 이를 주도적으로 실행해 가야 한다. 그러므로 '암'이라는 건강의 위기를 건강한 습관을 만들어가는 기회로 삼는다는 생각으로 암 치료에 임하자.

암을 극복하려면 삶의 패러다임을 바꿔야

일단 암에 걸리고 나면 다양한 민간요법과 치료법들이 환자들을 유혹한다. 많은 환자들이 이러한 것들에 솔깃해져 의료진과 상의 없이 받아들이는 경우가 꽤 있다. 아무리 학식이 높은 사람이라 하더라도, 혹은 사회적으로 저명한 인사들도 막상 암이라는 진단을 받으면 당황하게 되고 지푸라기라도 잡고 싶은 심정으로 명확한 근거가 없는 보완 대처 요법에 의존한다. 이때의 의사결정은 합리적 판단보다는 감성적인 선택이 우선시 되고 논리는 자신의 선택을 설명하기 위한 수단이 되고 만다. 의사에게 이야기해도 그들이 관심을 가지고 들을 여유가 없거나 중단하라는 말을 듣기 일쑤다.

사실 이러한 것들의 대부분은 효과가 없을 뿐만 아니라 오히려 암 치료를 방해할 수도 있다는 사실을 알아야 한다. 최근 통증이나 피로, 구토 억제 등 증상 호전에 침술이 효과가 있다는 연구 결과들이 발표되는 것처럼 과학적 근거가 있는 요법들도 있다. 그러나 암의 최종적인 목표 중 가장 중요한 완치나 생존 기간 연장의 효과는 과학적으로 입증된 적이 없고, 증상의 호전만이 검증되었을 뿐이며 그 효과도 일시적이다. 특히 대부분의 건강 기능 식품은 임시처치식 대응책에 불과하다. 이런 방법은 암이라는 현실을 잠시 외면하고 좋아질 것이라는 막연한 심리적 안정을 줄지 모르지만 이는 플라세보(위약) 효과일 뿐이며 근원적인 문제의 해결이 없이는 오히려 악화되기 마련이다.

암의 치료는 겉으로 나타난 암 조직을 제거하는 수술과 방사선 치료를 통해 이루어지며, 눈에 보이지 않거나 첨단 검사를 통해서 발견하지 못한 암도 항암제나 호르몬제를 사용하여 치료하거나 재발을 예방할 수 있다. 그렇다 하더라도 암의 원인이 된 흡연이나 음주, 비만, 운동 부족 등의 습관들을 근본적으로 개선하지 않고는 또다시 재발하거나 새로운 암이 생길 수 있다는 점을 명심해야 한다. 특히, 일관성을 가지고 건강 습관을 지속적으로 실천하지 못한다면, 예를 들어 운동을 시작했지만 불성실하게 한다든지, 운동을 하면서도 흡연을 한다든지, 건강에 대한 동기는 가지고 있지만 절제하지 않고 식사한다면, 장기적으로는 실패하기 쉽다. 왜냐하면 건강 습관들간에는 연관성이 있어 시너지 효과를 내기 때문에 이들의 방향성이 일치하지 않는다면 그 효과는 크지 않을 것이며 지속적인 건강을 가져다 주지 못한다.

암을 극복하는 것은 단순히 육체적인 것만은 아니다. 비록 암에 걸렸지만 5년 이상 재발하지 않고 암을 이겨내며 살아가는 과정을 통해 신체적으로 건강해지는 것뿐만이 아니라 오히려 정신적으로도 성숙하는 기회로 삼은 사람들도 있다. 어찌 보면 신체적으로는 놀라울 정도로 암을 극복해냈지만, 정신적으로는 안정되지 못하여 여전히 불안과 우울에 빠져 있거나, 주위 사람들과 건전하고 발전적인 관계를 만들어가지 못한다든지, 영적으로 어떤 성취감과 삶의 의미를 발견하지 못한다면 암을 성공적으로 이겨냈다고 볼 수 없다. 암을 극복하기 위해서는 신체적인 건강뿐만 아니라 정신적 · 사회적 · 영적 건강까지 생각하는 전인적 삶의 패러다임을 가져야 한다.

자신만의 건강 패러다임을 만들려면

패러다임은 사람과 사물을 보는 방식, 믿음, 관점, 생각의 틀을 말한다. 패러다임은 선글라스와 같다. 빨간 선글라스를 쓰면 세상이 빨갛게 보이고, 파란 선글라스를 쓰면 파랗게 보이는 이치처럼 패러다임은 우리가 행동하는 방식, 나 자신과 세상을 보는 방식에 영향을 미친다.

다음과 같이 생각하는 사람들이 있다.

"암을 극복해내는 사람은 따로 있어."

"암 투병 중에는 절대로 일자리를 가질 수 없어. 아무도 써주지 않는다고."

"규칙적인 운동이 얼마나 효과가 있겠어?"

"신문기사에 나온 암을 이겨낸 사람들과 나는 너무 달라."

이렇게 생각하는 사람들이 암을 극복하고 건강을 되찾기 위해 얼마나 노력을 하겠으며 또 그 결과가 과연 좋겠는가? 우리가 건강에 대해 불완전한 패러다임을 가지고 있다면, 도수가 맞지 않는 안경을 쓰고 있는 것과 같다. 만일 내가 가지고 있는 건강 패러다임이 완전하지 않다면 새로운 시각을 갖출 수 있도록 노력해보자. 이는 새로운 삶의 방식과 새로운 건강을 가져다 줄 것이다.

"마음 먹고 노력한다면, 암은 극복할 수 있어."

"지금은 어쩔 수 없이 치료에 전념해야 하지만, 암 투병 후에는 건강이 회복되어 직장을 다시 얻을 수 있어."

"규칙적인 운동은 건강을 회복하고 삶의 질을 높이는 데 효과적이니 이를 실천한다면, 암과 암 치료 때문에 악화된 건강이 좋아질 거야."

"신문기사에 나온 회복된 사람들을 보니 나도 용기가 생기네."

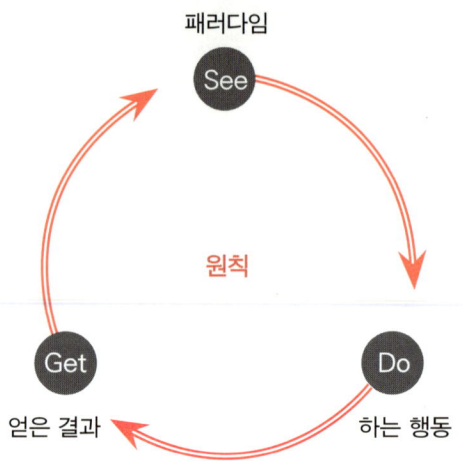

　암이라는 현실을 피할 수 없다면, 이를 빨리 받아들이고 오히려 위기를 기회로 삼아보자.
　"암을 이겨내고 건강 관리를 더 잘해서 암에 걸리기 전보다 더 건강해질 거야!"
　"암을 이겨낸다면, 그 경험과 지혜로 다른 환자들이 암을 이겨내도록 도와주는 일을 하고 싶어!"
　암이라는 위기는 건강에 대한 패러다임을 근본적으로 바꿀 것을 요구한다. 암은 우리에게 긍정적 사고를 갖게 하고 삶에 대한 가치관을 변화시킬 수 있는 기회를 제공한다. 건강의 위기는 작은 것이 얼마나 아름다운지 그리고 어린 왕자처럼 길들여진 존재들이 얼마나 소중한지를 깨닫게 해준다. 그러나, 이러한 사고와 가치관의 변화에는 반드시 행동이 따라야 하고, 지속적으로 습관이 되어야 한다.

그렇지만 무작정 긍정적 사고를 한다고 해서 건강의 문제가 사라지는 것은 아니다. 바버라 에런라이크의 『긍정의 배신』에 따르면, 실제로 단순한 긍정적 사고는 침체로 빠져들기 쉬운 익숙한 신경 경로가 강화되어 망상이 될 수 있다고 한다. 우리는 건강에 대한 막연한 환상으로 채색하지 않고 건강을 '있는 그대로' 보아야 한다. 건강의 위험과 건강 회복의 기회가 뒤섞인 복합적인 위협에 직면한 현실을 똑바로 바라보는 것이다. 건강에 대한 정보와 의사들의 의견을 가능한 철저히 검토해서 어떤 치료를 받을 것이며 어떤 건강 행동을 할지 결정하는 것은 환자 개인의 책임이다.

건강의 패러다임 전환은 건강 원칙에 근거해야 한다. 우리의 인식 여부에 관계없이 독립적으로 존재하는 보편적인 진리가 있듯이, 건강에도 현실적이면서 불변의 건강 원칙이 있다. 예를 들어 공을 위로 던지면 아래로 떨어진다는 물리학의 중력 법칙이 있는 것처럼, 건강의 원칙이란 성별, 나이, 국가, 인종에 상관없이 누구의 건강에나 공평하게 적용된다. 예를 들면, 흡연을 하면 암에 걸릴 수 있다는 것, 운동을 하면 암 예방과 삶의 질 향상의 효과가 있다는 것들이다.

일하지 않고 부자가 되려는 것이 어리석듯이 건강 습관을 유지하지 않고 건강하기를 바라는 것 역시 마찬가지다. 암 진단을 받고도 과거의 잘못된 건강 습관을 버리지 못한다면 결코 암을 이겨내고 건강해질 수 없다. 우리는 가끔 시간과 노력을 적게 들이고 건강을 쉽게 회복할 수 있는 건강 기능 식품이나 단방약과 같은 빠른 길을 찾는다. 삶에 대한 근본적인 태도의 변화가 없이 임시방편 혹은 단편적인 건강 습관 교정은 건강해질 것이라는 착각에 불과하며 속임수일 뿐이다.

건강을 바라보는 새로운 시선

암 치료가 끝났다 하더라도 건강의 바탕이 되는 건강 습관의 만성적인 문제가 여전히 남아 있는 한 결국 심각한 새로운 암이 생기거나 당뇨나 고혈압 등으로 다시 건강이 나빠지기 쉽다. 건강의 위기 상황을 개선하기 위해 사람들이 급성에 해당하는 문제와 고통을 응급처치식으로 치료하겠다고 접근하면 할수록, 그 바탕에 깔린 만성적인 건강 문제는 더 심각해진다.

알베르트 아인슈타인은 "우리가 직면한 중대한 문제들은 우리가 그 문제들을 발생시킨 그 당시에 갖고 있던 사고방식으로는 해결할 수 없다."라고 말한 바 있다. 암이 생겼다면, 이미 과거의 사고방식이나 건강 습관으로는 암을 극복할 수 없다는 것을 의미한다. 우리의 건강은 근본적으로 건강 습관의 결과이다. 새뮤얼 스마일스는 "우리가 생각을 바꾸면 행동이 달라지고 행동을 바꾸면 습관이 되고, 습관을 바꾸면 성품이 달라지고 성품을 바꾸면 운명이 달라진다."고 말했다. 이를 건강에 적용시켜 본다면, 건강에 대한 생각이 바뀌면 그와 관련된 행동들이 달라지고, 건강 행동이 바뀌면 건강 습관이 달라진다. 건강에 대한 패러다임 전환은 그에 따른 건강의 결과로 우리에게 새로운 운명을 가져다 준다.

지구를 맴돌고 있는 인공위성이나 다른 행성으로 여행하는 우주선을 상상해보라. 인공위성이 궤도에 진입하려면 먼저 거대한 지구의 중력을 돌파해야 한다. 또 우주선이 발사되어 처음 몇 분간 몇 마일을 비행하기 위해 소모되는 에너지의 양은 행성에 도달하기 전까지 쓰이는 에너지의 양보다 더 많다. 습관들도 역시 거대한 중력을 가지고 있다. 흡연처럼 몸속 깊이 배어든 습관들을 바꾸기 위해서는 상당한 노력과 의지가 필요하다. 그러나, 처음 '발사'에 해당되는 시작에는 굉장한 노력이 필요하지만, 일단 초기 단계의 어려움을 극복하면 유지하기는 훨씬 수월해질 것이다.

'건강 습관'이란 무엇인가

습관이란 우리가 오랫동안 주기적으로 반복해온 행동들이다. 보통 우리는 그런 습관이 있다는 것조차 알아차리지 못한다. 팔짱을 껴보자. 어떤 팔이 위로 올라가 있는가? 반대로 위로 올라와 있는 팔이 아래쪽으로 내려가게 하고 다른 팔이 위로 올라오도록, 팔의 방향을 바꾸어 껴보자. 어색하고 불편하지 않은가? 이것이 바로 습관이다. 평소 나는 어떤 건강 습관을 가지고 있는지 한번 생각해보자.

균형 잡힌 식사, 규칙적인 운동, 적절한 체중 관리, 긍정적인 생각, 남의 말에 경청하기, 종교 생활과 같이 좋은 습관이 있는가 하면, 기름진 패스트푸드 먹기, 주말에 텔레비전을 보면서 빈둥거리기, 가까운 거리를 걷기보다는 차를 이용하기, 부정적으로 생각하기, 싸움하듯이 말하기, 이기적인 행동과 같이 나쁜 습관도 가지고 있을 것이다. 이러한 습관은 사소해 보일 수도 있지만, 규칙적으로 반복한다면 우리의 인생 전체에 영향을 미쳐 성품(character)이 된다. 어떤 습관을 가지고 있는지에 따라 성품이 결정되며 이는 우리의 운명을 좌우한다.

지금 나쁜 습관을 가지고 있다고 해서 좋지 않은 건강은 어쩔 수 없다고 속단해서는 안 된다. 우리는 건강을 얼마든지 회복할 수 있고 또 얼마든지 나쁜 건강 습관을 버릴 수도 있다. 건강 습관이란 타고난 것이 아니라 후천적으로 얻어지는 것이기 때문이다. 좋은 건강 습관은 철저히 몸에 배이게 하고, 나쁜 건강 습관은 없애도록 노력한다면, 우리의 삶은 달라지고 결과적으로 암 완치나 삶의 질 향상과 같은 건강 성과는 나아질 수 있다.

우리는 편의상 건강 습관을 건강에 대한 지식, 건강 기술 그리고 건강에 대한 욕구의 교차점이라 정의할 것이다. 건강 지식이란 건강을 위해 우리가 무엇을 해야 하고, 또 왜 하는지에 대한 이론적인 패러다임이다. 건강 기술이란 건강해지기 위해서 어떻게 해야 하는가를 말한다. 건강에 대한 지식과 기술뿐만 아니라 건강 습관을 통해 암을 극복하고 건강을 회복하기 위해서는 열망이 있어야 한다. 건강 습관이 만들어지기 위해서는 이 3가지가 모두 필요하다.

건강의 의존성에서 독립성으로, 그리고 상호 의존성으로 나아가다

건강의 연속성은 우리가 배우게 될 '암을 이겨내는 사람들의 7

가지 습관' 사이의 연관성을 보여준다. 우리는 개인의 건강 극복에서 환자, 가족, 그리고 의료진과의 관계에서 시너지를 내어, 건강의 의존성에서 독립성으로, 건강의 독립성에서 건강의 상호 의존성으로 발전해 나간다. 과거 감염성 질환과 전쟁이 많은 사람들의 생명을 앗아간 시대에는 의료진의 기술과 항생제 등에 의존할 수밖에 없다. 또한, 현재도 응급상황이나 급성 질환 시기에는 건강을 의료진에게 전적으로 의존한다. 그러나, 이 시기를 넘기고 나면 의존적 단계에서 주도적으로 만성 질환을 관리하고 건강을 스스로 책임지는 단계로 넘어가야만 한다. 왜냐하면, 진단하고 약을 처방하는 것은 의사이지만, 약을 처방된 용법에 따라 정해진 시간에 규칙적으로 복용하는 것은 환자의 몫이기 때문이다. 또한

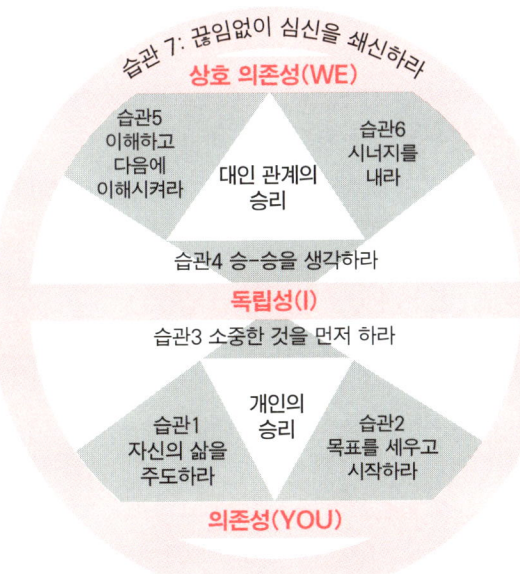

약 복용만으로 만성 질환이 해결되지 않으며, 금연, 절주, 체중 조절, 운동, 균형 잡힌 식사를 반드시 병행해야 한다. 암과 같은 질병에 걸리게 되면 일단은 의료진에게 전적으로 '의존하는' 단계로부터 시작해야 하지만, 점차 건강을 회복해 가면서 스스로 건강 관리를 할 수 있으며 자신감을 갖게 되는 '독립적인' 단계로 발전해야 한다. 대부분은 이 단계에 머물거나 일부는 다시 퇴보해서 의존적인 단계로 회귀하는 사람들도 있다.

그러나, 오히려 '독립적인' 단계를 지나 암을 극복한 사람들끼리 혹은 의료진들과 서로 협력해서, 암을 진단받고 극복하는 과정에 있는 환자를 돕는 보다 큰 일을 할 수 있다. 암을 치료받는 사람들끼리 육체적으로 돕고 정서적으로 지지하며 서로의 가치를 인정해줄 때 스스로가 가진 무한한 잠재적 능력을 발휘해 암을 이겨낼 수 있다.

암을 이겨내는 사람들에게 필요한 7가지 습관

7가지 습관은 체계적으로 상호 연결되어 있다. 성장의 자연 법칙과 조화를 이루면서 성숙의 연속선상에서 의존적 단계로부터 독립적 단계로, 그리고 상호 의존적 단계로 발전해 나아가게 해주는 연속적인 접근 방식을 제공해준다. 성숙의 연속성은 내부에서 외부로 나아가는 방식으로 발전된다.

습관 1, 2, 3은 자기 완성과 관련된 내용이다. 우리를 의존적 단계로부터 독립적 단계로 발전시켜주며 개인의 승리를 달성하도록 도와준다. 우리가 실제로 독립적이 되면 효과적인 상호 의존성의 기초가 마련된다.

습관 4, 5, 6은 팀워크, 협동, 커뮤니케이션 등에서의 '대인 관계의 승리'를 효과적으로 달성할 수 있는 성품을 갖출 수 있게 한다. 개인의 승리는 대인 관계의 승리보다 선행되어야 한다. 씨를 뿌리기 전에 곡식을 거둘 수 없듯이 이 과정을 거꾸로 할 수는 없다. 이것은 내면에서 시작하여 외부로 향하는 것이다.

습관 7은 자기 쇄신의 습관이다. 우리 인생의 4가지 기본적 차원에 대한 규칙적이고 균형 잡힌 자기 쇄신이 필요하다. 습관 7은 다른 모든 습관을 포함하며, 성장하는 과정 전체를 지지하는 습관이다. 다시 말해, 개인의 성장과 대인 관계의 발전을 시키는 잘 짜여진 체계인 것이며 이를 건강에 적용시킨다면, 암으로 인한 의존적인 단계로부터 이를 극복해서 독립적인 단계로 나아가게 한다. 그리고 독립적인 단계를 넘어 환자들끼리 혹은 의료인들과 함께 환자들을 돕는 상호 의존적인 단계로 발전해 나아가는 성숙의 연속성이다.

습관 1: 자신의 삶을 주도하라

인간은 선택의 자유가 있고 선택한 것에 대한 책임 또한 자신에게 있다. 내 인생의 주인공은 나다. 내 인생을 암에 맡기지 말고 주도적으로 암을 극복하자.

습관 2. 목표를 세우고 시작하라

정신적 창조는 실질적 창조에 우선한다. 암을 극복하고 건강을 회복하는 목표를 생각하며 암 치료를 시작하자.

습관 3. 소중한 것을 먼저 하라

암을 치료하는 데 우선순위를 정하고 가장 중요한 것부터 먼저하자. 암을 효과적으로 이겨내기 위해서는 중요한 인간 관계, 주요 역할, 각종 활동들을 균형 있게 유지하면서도 우선순위를 정해야 한다.

습관 4. 승-승을 생각하라

대인 관계를 효과적이고 지속적으로 유지하려면 상호 이익의 모색이 필수 조건이다. 가족이나 의료진 등 암을 이겨내도록 도와주는 사람들과 좋은 관계를 맺자.

습관 5. 먼저 이해하고 다음에 이해시켜라

처방에 앞서서 진단부터 해야 한다. 이해는 경청을 통해 이루어진다. 먼저 암과 치료 그리고 의료진을 진심으로 이해하고 나를 이해시키자.

습관 6. 시너지를 내라

전체는 부분의 합보다 더 크다. 의료진, 환자, 가족들 서로에게 더 큰 결과를 얻기 위한 최상의 방안을 모색해보자.

습관 7. 끊임없이 심신을 쇄신하라

생산 능력(자원)을 개발해야 생산(결과)이 가능하다. 몸, 마음, 정신, 영혼을 지속적으로 쇄신함으로써 암을 극복하고 건강을 회복할 수 있다.

건강의 효과성

사람들은 인생에서 연속적이고 단계적인 성장과 발달 과정을 거치게 된다. 어린아이는 뒤집기, 앉기, 기어가기를 배운 다음 걷기와 달리기를 배운다. 각각의 단계는 중요하고 그 단계들마다 시간이 필요하며 어떤 단계도 건너뛸 수는 없다. 효과성이 있다는 말은 유익한 결과가 극대화되어 장기적으로는 지속되는 것을 의미한다. 이러한 효과성은 생산과 생산 능력 사이의 균형에서 나온다. 이때의 생산이란 원하는 결과(Product)이고 생산 능력(Productive capacity)이란 원하는 결과를 만들어내는 능력이다.

이솝 우화 〈거위와 황금알〉을 생각해보자. 한 가난한 농부가 어느 날 집에서 기르던 거위의 둥지에서 황금알을 발견한다. 처음에 농부는 가짜라 생각해 집안으로 가져가서 자세히 살펴보니 놀랍게도 그것은 진짜 황금알이었다. 그날부터 농부는 매일 아침마다 거위의 둥지에서 황금알을 하나씩 얻어 엄청난 부자가 되었다. 그러나 농부는 점점 욕심이 커졌고 마음이 급해졌다. 결국 한꺼번에 모든 황금알을 얻으려고 거위를 죽여 배를 갈랐다. 그러나, 그 안에는 아무것도 없었다. 이 우화는 우리에게 효과성이라는 것이 어떤 의미인지 생각해보게 한다. 진정한 효과성이란 우리가 원하는 결과(생산)를 일시적으로 얻는 데 그치지 않고, 꾸준하게 얻을 수 있는 수단(생산 능력)과의 균형이다.

그렇다면 우리의 건강은 어떠한가? 우리는 거위라는 건강을 지속적으로 관리하지 않고 황금알 같은 즐거움과 당장의 편리성에만 초점을 맞추어 생활함으로써 결국 건강을 잃지는 않았는지. 건강을 자신해 흡연과 음주를 즐기면서 균형 잡힌 식사와 운동을 소홀히 하며 체중 조절을 하지 않아 신체적으로 망가진 사람들이 많다. 만일 우리가 지나치게 건강을 자신하고 생산과 결과에만 치중하면 생산 능력인 건강을 해치게 되어 몸의 이상 증상이 나타나기 시작한다. 만성화된 건강 문제는 점차 심각한 증상으로 악화되어 건강이 나빠질 수밖에 없다.

지금 당신은 암을 이겨내고 극복하기 위해(생산), 신체와 마음, 정신 등(생산 능력)이 건강하도록 지속적으로 관리하고 있는가? 암을 이겨내려면 무엇보다 지속적으로 몸과 마음, 정신과 영혼을 균형 있게 관리하는 것이 중요하다. 암은 잘못된 습관이 오래 지속되거나 발암 물질에 장기간 노출되어 생기는 것으로 암으로 손상된 건강은 쉽게 회복될 수 없으며 효과적인 건강 습관을 단계적인 과정을 통해 지속적으로 유지할 때 다시 찾아질 수 있다.

암을 진단 받은 후에도 건강 습관은 지속적으로 암의 치료와 재발에 영향을 미친다. 예를 들어, 흡연은 구강암, 식도암, 위암, 간암, 폐암과 방광암 등의 원인으로 알려져 있으며, 흡연은 암 진단 후에도 지속적으로 치료에 대한 반응에 영향을 미쳐 암의 예후에도 중요할 뿐만 아니라, 새로운 2차 암 발생의 원인이 되기도 하다. 이와 같은 현상은 지나친 음주 습관, 비만, 당뇨도 마찬가지이다. 암을 극복하는 첫걸음은 자신의 무지를 인정하고 잘못된 습관들을 찾아내는 것이며, 새로운 건강 습관을 만들어가는 것이 두 번째 걸음이다.

제2부

개인의
승리

습관 1

자신의 삶을 주도하라

암의 주요 원인들

반사적인 사람들은 사회적 여건의 영향을 많이 받으며, 기분, 분위기, 조건 등에 좌지우지된다. 그렇기 때문에 건강이 나빠진 경우 스스로 그 원인을 찾아 바꾸려 노력하기 보다는 외부 요인 때문에 스트레스를 너무 받아서 암에 걸렸다고 비난하거나 책임을 전가하는 경향이 있다.

그러나 세계보건기구 국제암연구소에 따르면, 암 발생의 원인은 흡연이 30%를 차지하며, 또 다른 원인의 30%는 식이와 비만으로 알려져 있다. 또한, 바이러스나 세균 감염도 18%를 차지하며, 술과 출산력, 유전 등이 각각 약 3~5%의 원인으로 보고되고 있다. 외부적인 원인이라고 할 수 있는, 일반적인 환경이 1~4%,

직업이 5%, 방사선 노출이 3%에 해당한다. 암의 원인들을 살펴보았을 때 외적인 스트레스보다는 개인의 습관에 의해 주로 암이 발생하는 것을 알 수 있다. 이러한 습관들은 암 진단 후 생존율에도 영향을 미치며, 새로운 2차 암 발생의 위험도 높이는 것으로 알려져 있다.

우리나라 암 환자의 2차 암 발생 위험 현황 및 위험 인자 규명을 위한 코호트 연구(국립암센터, 2007)에 따르면, 암 진단시에 고령이었거나, 그전에 흡연, 음주, 비만, 인슐린 저항성 등 위험인자가 있었던 암 환자의 경우에는 암 사망률과 2차 암 발생 위험이 더 높다. 예를 들어 진단 전에 비만이었던 암 환자(체질량지수가 25 이상)는 그렇지 않은 암 환자에 비하여 2차 암으로 대장암(3.5배)이나 비뇨생식기 관련 암(3.6배)이 발생할 위험이 높은 것으로 나타났다. 또한, 암 진단 전에 공복 시 혈당이 126mg/dL 이상이었던 암 환자는 정상 혈당인 암 환자에 비하여 새로운 간담췌도 암(3.3배) 및 흡연관련 암(1.9배)이 생길 위험이 높았다.

그렇다면 왜 사람들은 스트레스가 암의 원인이라 생각하는가? 스트레스를 받아 담배를 많이 피우고 폭음을 하며, 균형 잡힌 식사와 운동을 하지 않아 비만해진 사람이 있다고 하자. 암 발생 원인의 60%에 해당하는 나쁜 습관을 가지고 있는 사람이다. 이런 나쁜 습관이 오래 지속되어 암에 걸렸다면 이 경우 스트레스가 암의 원인인가, 아니면 나쁜 건강 습관이 원인인가? 스트레스를 받았지만, 스트레스를 건강한 습관으로 이겨내는 사람도 있다. 스트레스를 받았을 때 오히려 규칙적인 운동과 균형 잡힌 식사를 통해 이겨내도록 더욱 노력하는 것이다. 매일 야채와 과일로 식단을 짜고 주말이면 등산을 하면서 균형 잡힌 몸매를 유지하며 활기찬 생활을 하는 사람도 있다. 이들은 오히려 스트레스를 자기관리와 긍정적인 성장의 기회로 삼는다. 그들은 암과는 거리가 멀다. 스트레스가 나쁜 습관을 유발했고 나쁜 습관이 암을 일으킨 것이므로 스트레스가 암과 관련이 있을지는 몰라도 암의 직접적인 원인은 아니라고 보아야 한다. 일부 스트레스가 면역 반응을 약화시킨다는 연구 결과들도 있지만, 규칙적인 운동과 균형 잡힌 식사는 면역 반응을 강화시키는 효과가 있기 때문에 이 또한 스트레스 탓으로만 돌릴 일이 아니다. 스트레스를 어떻게 받아들이고 어떻게 대응하느냐에 달려 있다.

암을 이겨내는 사람들의 공통점

주도적인 사람은 심사숙고하고 선택하며, 내면화된 가치 기준에 따라 행동한다. 가치보다 충동을 하위에 두는 지혜는 주도적인 사람의 본질이다. "아무도 당신의 동의 없이 당신에게 고통을 가하지 못한다."고 말한 엘리노어 루즈벨트나 "우리가 주지 않는다면, 그들은 결코 우리의 자존을 빼앗을 수 없다."고 말한 간디의 말처럼 우리가 우리 몸에 건강의 이상이나 암이 일어나도록 허용했고, 또 방치한 것이다. 물론 자신의 의사결정보다는 다른 외부의 요인에 의해서도 건강상의 이상이 생기거나 암이 발생할 수도 있다. 그러나 "지금 일어난 일은 어제 내가 한 선택의 결과이다."라는 사실을 주도적으로 인정할 때, 다른 선택을 할 수 있고, 질병을 극복할 수 있는 긍정적 힘을 발휘할 수 있다.

암을 이겨내는 사람들은 외부 요인들에 대해서도 주의를 하지만, 자극과 반응 사이의 공간을 활용해 흡연이나 과음, 식이 등의 나쁜 건강 습관에 의한 결과를 신속히 받아들인다. 암을 이겨낼 수 있다는 신념으로 나쁜 건강 습관을 바꾸기 위해 자신의 가치관에 따라 주도적으로 계획을 세우고 이를 실천한다. 자신이 조절 불가능한 관심의 원에 있는 외부 요인들 탓으로 돌리기 보다는 직접 조절할 수 있는, 즉 영향력의 원 안에 있는 건강 습관을 실천하는 것이다. 암을 이겨내는 주도적인 사람들은 암 치료에도 적극

건강을 주도하기 위한 변화모델

(비효과적) 나의 건강은 남의 탓이다.
(효과적) 나의 건강은 내가 한 선택의 산물이다.

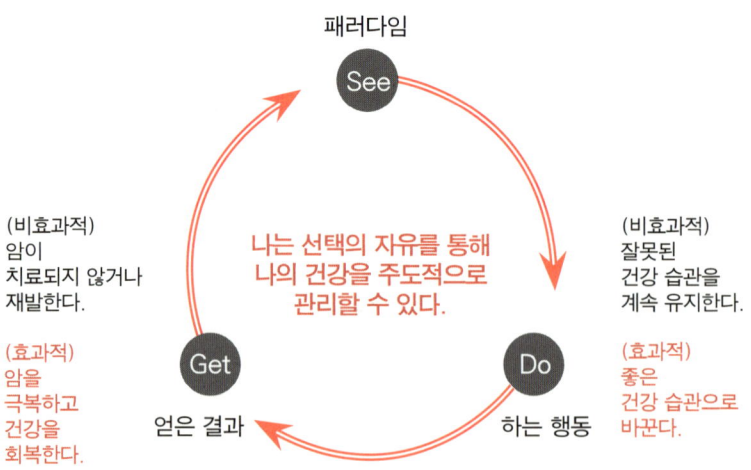

적으로 참여할 뿐만 아니라 스스로 건강 습관을 실천하여 건강을 회복함으로써 암에 대한 자신의 영향력을 점점 키워 나가며 그 영향력의 원을 신체적인 것만이 아니라, 정신적·사회적·영적인 영역으로 넓혀 균형 잡힌 삶을 살아간다.

암을 어떻게 받아들일 것인가

정신과 의사인 빅토르 프랑클 박사는 1942년 나치 독일의 유대인 수용소에 갇히기 전까지는 운명론을 믿는 사람이었다. 그는 수용소에서 혹독한 추위와 고된 노동에 시달렸으며, 모두가 가스실로 보내지거나 수용소에서 죽어가는 상상할 수도 없을 만큼 치욕적인 상황을 겪었다. "살아야 할 이유를 아는 사람은 어떠한 상태에서도 견뎌낼 수 있다."는 니체의 말처럼, 그는 극단적인 조건에서도 자아의식이라는 인간의 천부적 능력을 사용하여 인간 본성에 대한 기본적인 원칙인 "자극과 반응 사이에서 인간은 선택할 수 있는 자유가 있다."는 사실을 깨달았다.

빅토르 프랑클은, 인간은 육체적 조건과 환경에 의해서가 아니라 진정한 의미에서의 자유를 마음대로 행사할 수 있는 내적인 힘을 가지고 있다는 사실을 증명하기 위해 노력했다. 그는 인생의 3가지 중심 가치를 제시했다.

첫째, 우리에게 발생한 일을 통한 경험적 가치
둘째, 우리가 어떤 것을 만들어내는 창조적 가치
셋째, 불치의 병과 같은 어려운 여건에서도 우리가 하는 반응인

태도적 가치

자신의 삶을 주도한다는 것은 책임을 진다는 것을 의미한다. 주도적인 사람은 자신에게 일어난 건강 이상이 주위의 환경이나 다른 사람들 때문이라고 핑계를 대거나 운이 안 좋아서라고 생각하지 않는다. 주도적인 사람들은 자신의 건강에 대한 신념과 가치에 의해 스스로 선택하고 행동한 건강 습관의 결과라는 사실을 인정하고 책임을 진다. 그러나, 반사적인 사람들은 자신의 건강을 타인의 탓으로 돌린다. "남편과 시댁식구들 때문에 스트레스를 받아서 암에 걸렸다.", "아내가 균형 잡힌 식사를 안 챙겨줘 살이 쪘

잠시 멈춘 다음 원칙에 따라 반응하라

| 반사적인 행동 |
반사적인 사람들은 외부의 영향(분위기, 감정, 상황)에 따라 반응한다.

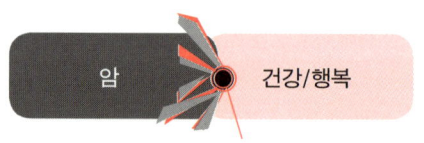

유전적(조상), 심리적(부모), 환경적

| 주도적인 행동(S-T-C) |
주도적인 사람들은 우선 멈춘 다음(STOP), 원하는 결과를 고려하여(THINK) 원칙에 따라 반응을 선택하는(CHOOSE) 자유를 갖는다. 자극과 반응 사이의 공간을 지혜롭게 활용함으로써 그들의 선택의 자유는 확대된다.

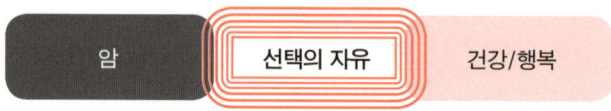

다.", "회사 일이 바빠서 암 검진할 시간이 없었다."라는 말은 자신에게는 책임이 없으며, 자신의 생각과 행동을 통제할 수 없다는 뜻을 내포하고 있다.

처음 암 진단을 받았을 때 사람들은 의기소침해진다. 대개 환자나 가족들이 보이는 반응은 '부정'이다. 암에 걸렸다는 사실을 인정하지 않고, "그럴 리가 없다.", "오진일 것이다."라며 다른 병원으로 옮겨 다시 검사를 받기도 한다. 암이라는 사실을 인정한 후에 보이는 두 번째 반응은 '분노'이다. 왜 내가 암에 걸리게 되었는지, 가족과 회사, 사회 혹은 신을 원망하며 거친 말과 행동을 보인다. 원망을 한다고 해서 암이라는 사실이 바뀌지는 않기에 그 다음에 나타나는 세 번째 반응은 '타협'이다. "몇 년만 더 살 수 있게 해준다면, 착하게 살겠다.", "아직 딸이 시집을 가지 않아 시집갈 때까지만 살게 해달라.", 혹은 "손자가 태어날 때까지만이라도 살 수 있으면 더 이상 원(願)이 없겠다".

그러나, 많은 암 환자들이 네 번째 반응인 '우울'을 보인다. 이때는 밥맛을 잃고, 사람들 만나기를 기피하며 무기력해진다. 앞으로 암 치료 과정에서 겪게 될 고통에 압도되어 자살을 생각하기도 한다. 암 환자의 자살에 대한 최근 연구 결과들을 보면 암 진단 후 1개월 이내가 자살의 위험이 가장 높다. 이러한 과정은 암이라는 사실을 알게 되었을 때 겪는 자연적인 현상이다. 이러한 환자의 심정과 고통을 가족들과 의료진이 공감하고 경청하면서 진지하게 이야기해 현실적인 목표를 세우고 가능한 빠른 시일 내 치

건강 관리와 셀프 리더십

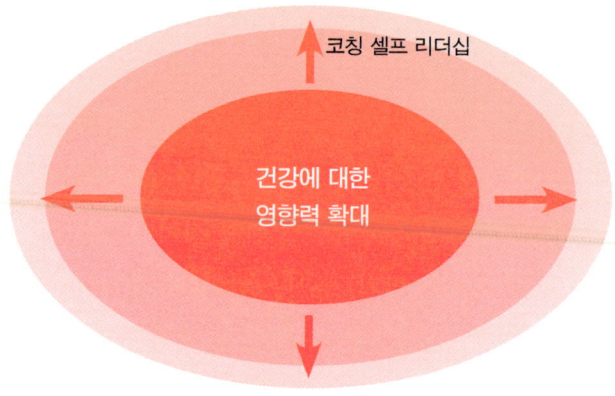

료 과정에 들어가도록 해야 한다. 마지막 단계가 '수용'의 과정이다. 앞의 네 단계를 반드시 거쳐야만 수용의 단계에 이르는 것은 아니다. 주도적이고 현명한 사람들은 이 과정을 겪지 않고도 바로 암에 대한 치료에 적극적으로 임한다. 이들은 그냥 건강이 좋아졌으면 하는 막연한 기대보다는 "정확한 진단은 무엇이며, 예후는 어떤지", "앞으로 가능한 치료들은 어떤 것들이 있으며, 치료 결과는 어떻게 전망되는지", "어떻게 해야 이 상황을 주도적으로 극복할 수 있을까?", "환자가 어떻게 대처해야 하며 주의해야 하는 것은 어떤 것들이 있는지?"에 대해서 의료진과 구체적인 대책을 논의한다. 최상의 결과를 희망하지만, 최악의 경우에 대해서도 대비한다. 다행히 최근에는 암이 조기 진단된 경우가 많아 완치 가능성이 높아졌다. 또한, 진행된 상태로 발견된다고 하더라도 환자와 가족, 의료진이 함께 최선을 다한다면, 치료의 희망은 있다.

암에 어떻게 대처할 것인가

암을 이겨내는 사람들은 암에 걸렸다는 사실을 알았을 때, "나는 스스로 건강에 좋은 운동을 규칙적으로 하기로 선택했어.", "내 꿈을 이루기 위해 힘든 항암 치료도 참을 수 있어.", "치료 과정을 잘 이겨내기 위해 균형 잡힌 식사를 하기로 결심했어.", "치료를 도와주는 의료진과 적극적으로 협조할거야.", "심리적인 어려움도 가족들과 함께 해결하겠어.", "나는 이번 기회에 건강이 얼마나 소중한지를 더 깨닫고 더 현명하게 될 수 있어.", "나 자신과 가족, 그리고 이웃을 더 사랑하게 될 수 있다." 등 주도적인 생각과 각오를 한다. '말이 씨가 된다'고 하듯이 자신에게 하는 이러한 각오나 기대를 통해 목표를 성취하도록 하는 것이다.

자성예언이란 바로 내가 말하는 대로 이루어지는 현상을 일컫는다. 암을 이겨내는 사람들은 자신이 원하는 것을 담은 긍정적 자성예언을 하고, 결국 원하는 건강을 얻는다. 암을 이겨내기 위해서 상황을 긍정적으로 변화시키기를 원한다면, 내가 스스로 할 수 있는 일, 즉 나 자신에게 초점을 맞춰 노력해야 한다. 암의 경험을 교훈 삼아 암에 걸리기 이전의 패러다임을 버리고 새로운 패러다임으로 스스로가 달라져야 한다.

어떤 일이 어떤 원에 속해 있는가를 파악하는 방법의 하나는 그것이 단순히 기대적인 것인지 결의적인 것인지를 알아보면 된다. 우선 '관심의 원'은 내가 어떻게 할 수 있는 것들이 아니라 그저 기대적인 표현으로 가득 차 있다. '영향력의 원'은 우리가 직접적으로 영향력을 미칠 수 있는 것들을 포함하는 영역이다. 예를 들어, 기분, 식습관, 체중, 운동 습관, 금연 같은 것들이다. 건강은 영양제나 건강 기능 식품 등 외적 요인에 의해서 그냥 얻어지는 것이 아니다. 금연, 운동, 균형 잡힌 식사 등 나의 행동을 통해 가능하다. 관심의 원은 우리가 관심을 두고 있지만 아무리 노력해도 내 뜻대로 할 수 없는 것들을 포함하는 영역이다. 부모님, 날씨, 과거의 실수, 태어난 곳, 과거의 나쁜 평가, 국적 등이다.

암을 이겨내는 사람들은 그들이 전혀 통제할 수 없는 상황들(관심의 원)에 대해 걱정하거나 관심을 두기 보다는 그들이 통제할 수 있는 것들(영향력의 원)에 대해 자신의 시간과 노력을 쏟는다. 그렇게 함으로써 암을 이겨내는 주도적인 사람은 영향력의 원을 키우기 위해서 자신의 모든 에너지를 적극적으로 활용한다. 특히, 자신이 가진 강점에 초점을 맞추어 영향력을 확대하고 활용해서 관심의 영역에 있는 약점을 보완한다. 암에 걸려서 건강이 악화된 상황을 부정하고 원망하며 우울해하기 보다는 주도적으로 상황을 받아들이고 적극적인 자세로 대처하여 암을 이겨내고 건강을 회복하는 자세를 가지는 것이 중요하다.

| 암을 주도적으로 극복한 가수 양희은 |

"단 한 번도 가수가 되고 싶다고 생각한 적이 없어요. 제게 노래는 꼭 해야 하는 숙제 같았죠. 살기 위해 노래했고, 그래서 가끔은

무대를 떠나고 싶었어요. 그런데 이제와 돌아보면 노래가 있었기에 삶이 있었고, 또 제 삶이 바로 노래였다는 생각이 들어요."

그의 노래 인생은 사실 불우한 가정사 때문에 시작됐다. 양희은은 미국 유학까지 다녀온 엘리트 아버지와 디자이너로 활동할 만큼 신여성이던 어머니 사이에서 큰딸로 태어났다. 어린 시절 그는 아버지에게 팝송을 배우는 등 구김살 없이 자랐다고 한다. 하지만 양희은이 열한 살 나던 해 아버지가 다른 여자와 사랑에 빠지면서 그의 행복은 무너지고 말았다. 부모가 당시로서는 드문 일이던 이혼을 선택한 것. 소녀 양희은은 돌이킬 수 없는 상처를 입었고, 아버지는 그렇게 가정을 떠난 뒤 2년 만에 간경화로 세상을 떠났다고 한다.

뒤늦게 대학에 들어갔지만, 집안을 꾸리고 빚을 갚느라 휴학과 복학을 반복한 끝에 8년 만에 졸업했다고 한다. 그 사이 세상에서 양희은은 '불온한' 이름이 돼 있었다. 73년 정부에 의해 건전가요로도 선정됐던 〈아침이슬〉이 어느 날 갑자기 금지곡으로 묶이면서 시련이 찾아온 것이다.

(…)

"모든 상황에 지쳐가기 시작했어요. 마침 빚도 다 갚았고, 이젠 내 어깨 위에 얹힌 짐을 내려놓고 싶다는 생각이 들었죠. 그래서 81년 유럽 배낭여행을 떠났어요. 14개월 동안 혼자 세상을 떠돌아다녔습니다."

10년간 소녀가장으로 살아온 스스로에게 준 휴가였다. 그러나 "이제 내 인생에도 젊음이 시작되는구나"라고 느낀 바로 그 순간,

그는 삶의 마지막을 선고받는다. 암이었다.

"여행에서 갓 돌아온 82년 6월, 임신한 동생을 따라 산부인과에 갔어요. 의사가 고등학교 선배라 원래 잘 아는 분이었는데, 저를 딱 보더니 '너 얼굴이 이상하다. 좀 누워봐' 하더라고요. 검사를 해보니 몸속에 종양이 세 개나 있었어요. 난소암 말기라 석 달밖에 못 산다는 진단을 받았죠."

서른한 살 때의 일이다. 의사는 결혼하지 않은 그를 위해 최대한 난소를 살리는 방향으로 수술했고, 양희은은 기적적으로 병을 이겨냈다고 한다. 하지만 암은 89년, 결혼한 지 2년 만에 재발하고 말았다.

"암을 겪으며 자연스럽게 사람이 정리가 됐거든요. 그전에는 참 많은 사람을 만나고 많은 일을 했는데, 아픈 뒤부터 집에 머무르면서 관심을 내 안에 있는 것들로 돌리게 됐죠. 그런 면에서 병을 일찍 앓은 건 어쩌면 제게 축복인지도 모르겠다는 생각을 했어요."

(…)

"저는 '시련의 끝에서 희망을 봤어요'라거나 '어려웠지만 최선을 다해 극복했어요' 같은 말을 믿지 않아요. 삶과 죽음의 문제 앞에서 인간이 할 수 있는 건 아무것도 없다고 생각하기 때문이죠. 최소한 저는 그랬어요. 아프면 아프고, 서러우면 그냥 서럽더라고요. 철퍼덕 주저앉아 '도대체 희망이 어디 있니' 하면서 울기만 했어요. 그런데 그렇게 아파도 시간은 흘러가데요. 그래서 여기까지 온 거죠. 전 아픔을 이겨낸 게 아니라 그냥 견뎠을 뿐이에요."

이 과정에서 그가 얻은 건 "내가 겪은 아픔과 시련은 누구도 흉

내 낼 수 없는 온전한 나의 것"이라는 깨달음이었다고 한다. 그리고 바로 그것이 있어 자신이 아직까지 노래할 수 있다는 걸 알았다고.

"무대에서 노래하고 있으면 제 아픔이 다른 이들과 공명하는 게 느껴져요. 마치 파장처럼 은은하게 모두를 감싸는, 그런 '아픔의 힘' 같은 거죠. '아름다움은 슬픔, 아름다움은 아픔'이라는 어느 시 구절처럼, 아프고 슬픈 노래가 아름다운 건 그 안에 모두 함께 느낄 수 있는 자기만의 삶이 있기 때문인 것 같아요."

- 송화선 기자, 〈양희은 여자·가수로서의 인생 풀고백〉(《여성동아》 2006. 12.) 중에서

"저 들에 푸르른 솔잎을 보라. 돌보는 사람도 하나 없는데. 비바람 맞고 눈보라 쳐도 온 누리 끝까지 맘껏 푸르다. 서럽고 쓰리던 지난날들도 다시는 다시는 오지 말라고. 땀 흘리리라. 깨우치리라. 거치른 들판에 솔잎 되리라. 우리들 가진 것 비록 적어도 손에 손 맞잡고 눈물 흘리니. 우리 나갈 길 멀고 험해도 깨치고 나아가 끝내 이기리라. 우리 가진 것 비록 적어도 손에 손 맞잡고 눈물 흘리니. 우리 나갈 길 멀고 험해도 깨치고 나아가 끝내 이기리라." 〈상록수〉의 가사처럼 살아온 그녀의 삶과 노래가 은은하게 파장처럼 퍼져나가, 험한 암 치료의 여정일지라도 암 환자들에게 암을 끝내 극복하리라는 희망의 공명을 불러일으키고 있다. 암을 이겨낸 사람들의 습관1 '자신의 삶을 주도하라'처럼 그녀는 가난과 불치의 병에도 불구하고 주도적인 대응으로 어려운 여건을 극복하였으며, 자신의 삶을 재조명함으로써 의미 있게 만

들었고 보다 넓은 마음으로 세상을 바라볼 수 있었다.

| 암은 결국 자신과의 싸움이라고 생각한 김인순 |

김인순 씨 또한 주도적인 삶을 통해 암을 이겨낸 대표적인 사람이다. 암을 진단 받자마자 이 위기를 자신의 건강을 다시 돌아보는 계기로 삼아 주도적으로 건강을 지키고자 노력했다. 그녀는 균형 잡힌 식사에 집중하기 위해 시간표를 짜서 밥을 먹고, 무엇을 할지에 대해서 계획을 세웠다. 그전까지는 먹고 싶은 것만 먹었는데, 병원 영양사로부터 제철의 것을 먹는 것이 제일 좋고, 버섯, 고구마, 호박이 좋다고 조언을 듣고는 싫어하던 음식이지만 꼭꼭 챙겨서 골고루 먹었다. 또한 집에서만 시간을 보내지 않고 직장 생활을 함께 해나가며 다른 사람들과 대화를 많이 하고 활동적으로 살았으며 긍정적으로 생각하려 애썼다. 그 과정에서 자신이 암 환자임을 잊고 생활하는 때가 많았다. 원래 성격이 활달했던 그녀는 좋은 쪽으로 생각하고 활달하게 살려고 했던 것이 큰 도움이 되었다고 말한다. 유방암 진단 이후 딸 둘과 남편이 가사일은 거의 대부분 도와주었다고 한다. 암은 결국 자신과의 싸움이기 때문에 스스로 이겨내겠다고 생각하는 것이 매우 중요하다고 그녀는 강조했다.

| 건강하던 때처럼 살기 위해 노력한 민경선 |

민경선 씨는 주도적으로 건강 관리를 함으로써 우울증에 빠지지 않을 수 있었다. 자칫 암이라는 것을 광장히 무겁게 느낄 수 있는데, 민 씨는 자기 주도적인 리더십을 가지고 대처할 경우 우울증에 빠지지 않

고 암을 담담하게 받아들일 수 있다고 말하면서 '주도적인 삶'을 강조했다. 자신 역시 그렇게 지냈기 때문에 '암이 생각보다 별것 아니다'라고 생각할 수 있었다. 그녀는 주도적인 삶을 살기 위해 외출도 많이 했고, 사람들도 만나며 활동적으로 살고자 했다. 또한 건강하던 예전과 다름없이 살기 위해 애를 썼다. 그녀는 1년 동안 꾸준히 전단지를 돌리는 일을 했다. 몸도 안 좋은데 일을 하는 게 물론 힘들기도 했지만 야채 등을 준비해 중간중간 먹으며 기운을 냈다. 가끔 너무 힘들 때에는 남편이 와서 도와주기도 했다. 하지만 돌이켜 생각해봤을 때, 그렇게라도 일부러 움직였기 때문에 운동을 더 할 수 있었고 그녀가 우울증에 빠지지 않고, 암을 극복할 수 있었다고 회고했다.

습관 2

목표를 세우고
시작하라

환자가 적극적으로 질병을 관리하는 시대

존 고다드(John Goddard)는 15세 되던 해인 1940년, 노란 색종이 맨 위쪽에 '나의 인생 목표'라고 제목을 적고는 127개의 인생 목표를 적었다. 그는 이집트 나일강, 남미의 아마존강, 중부 아프리카 콩고강, 미국 콜로라도강 등을 탐험할 계획을 적고, 죽을 고비를 38번이나 넘기며 목표를 하나씩 실천해, 127개의 목표를 모두 수행하였다. 그는 말했다. "나는 틀에 박힌 생활을 하고 싶지 않으며 독수리처럼 끊임없이 자신의 한계에 도전하고 싶었습니다."

모든 것은 두 번 창조된다. 첫 번째 창조는 마음속에서 하는 것이며, 두 번째 창조는 실제적으로 하는 것이다. 건강도 마찬가지이다. 암 진단 후 잘못된 건강 습관을 버리고 암을 극복하여 단순히 과거의 건강을 회복하는 것을 넘어서서 더 건강한 삶을 살겠다는 목표가 먼저다. 이를 위해 새로운 건강을 만들어가겠다는, 차원이 다른 구상과 설계를 열정적으로 해야 하며, 이를 실제 행동으로 옮겨야 한다. 암에 걸리기 전에는 몰랐던 건강의 의미를 발견하고, 암 진단 이후의 삶을 보다 풍성하고 깊이 있게 이끌어야 한다.

지금까지의 질병 치료는 의료인 중심이었으며 모든 것이 병원에서 이루어졌다면, 앞으로의 질병 예방과 관리는 환자 중심이며 가정과 지역 사회에서 이루어질 것이다. 질병 치료 중심에서 예방과 치료 후 관리가 중요하게 될 것이다. 건강 상태는 항상 변하고 새로운 의학 정보는 지속적으로 나오며 치료에 따른 결과는 불확실하고 예측하기 어렵다. 또한, 개인의 가치관과 선호도가 다른 상황에서, 의료인들에게 치료를 의존하던 시대는 가고 치료에 대한 의사결정을 근거 있는 정보와 함께 개인의 가치관을 반영하여 판단하는, 환자 중심의 시대가 올 것이다.

질병 극복의 자기 리더십과 질병 관리가 필요하다. 질병을 극복하기 위한 주도적이고 강력한 리더십은 반드시 건강의 변화 그리고 자신의 건강 습관과 의지를 꾸준히 분석하고, 건강을 위해 활용 가능한 저축, 가족과 친구의 도움 등의 외적 자원을 올바른 방향으로 쓰여지도록 하며, 직장 업무 등을 주도적으로 조정해야 한다. 그러나, 내외적 환경 변화를 파악하지 못해 올바른 방향으로 주도성을 발휘하지 못하고 단순히 건강을 관리한다면, "침몰하는

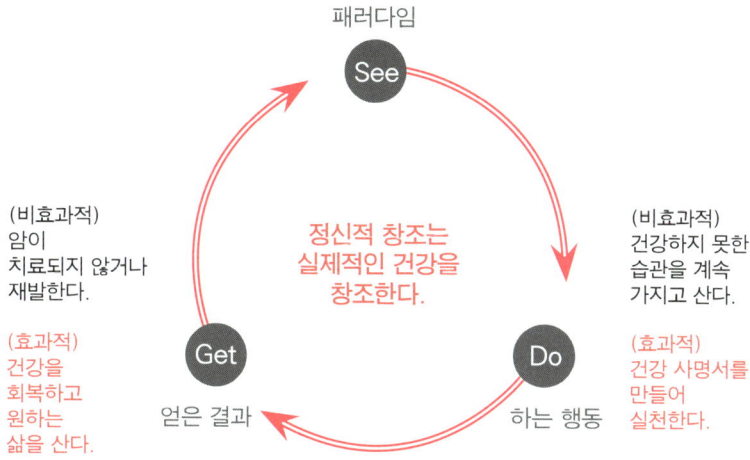

배 위에서 갑판 의자를 고치고 있는 것과 같다."

만일 건강을 위한 자기 리더십을 제대로 발휘하지 못하면, 어떤 건강 관리도 실패할 수밖에 없다. 암을 이겨낸 많은 사람들이 암에 걸리기 전과는 달리 삶과 이웃에 대해서 새로운 시각을 갖고 소중함을 깨닫게 되었다고 말한다.

자신만의 사명서를 만들자

마음속으로 인생에서 어떤 결과를 얻고 싶은지 생각하는 것은 어떤 의미가 있을까? 우리 가운데는 어느 방향으로 갈지 아직 정하지 않고 그때 그때 순간적으로 선택해서 살아가는 사람도 있다.

인생에서 원하는 결과와 삶의 방향에 대해 구체적 그림을 그리지 않고 그냥 흐르는 대로 살아가는 것이다. 암을 진단 받았을 때 환자들의 상황을 생각해보자. 그들은 암으로 인해 당황하고 생활이 흐트러지면서 그동안 꿈꾸어왔던 삶을 포기하고 흘러가는 대로 살아간다. 의사가 권하는 수술이나 방사선 치료 그리고 항암 화학요법은 받지만, 운동이나 식이조절은 귀찮다며 실천하지 않는다. 암을 이겨내고 보람 있는 인생을 사는 데 도움이 되는 선택인지에 대해 확신이 없으며 그렇게까지 하면서 살아가야 하느냐에 대해서 회의하기도 한다.

하지만 암 때문에 그동안 꿈꿔왔던 미래의 삶을 포기할 것인가?『주역(周易)』에 따르면, 호랑이의 눈으로 목표를 바라보고, 목표를 향한 꿈을 잃지 말고 그것을 향해 거침없이 달려갈 때 그 목표는 어느덧 눈앞에 현실로 다가온다고 했다. 암 환자들은 호랑이가 목표를 향해 달려가듯이 암을 이겨내기 위해 거침없이 질주해야 한다.

우리나라 헌법 제10조에 따르면, '모든 국민은 인간으로서의 존엄과 가치를 가지며, 행복을 추구할 권리를 가진다. 국가는 개인이 가지는 불가침의 기본적 인권을 확인하고 이를 보장할 의무를 진다.'고 되어 있다. 국가를 지키고 국민을 보호하고 국민의 행복을 추구하는 헌법이 있듯이 암을 이겨내고 건강을 회복하기 위한 헌법, 즉 자기 사명서를 작성하고 이를 준수할 필요가 있다.

사명서는 인생의 의미와 목적에 대한 자신의 견해를 표현하는 것인데, 우리의 의사를 결정하고 행동을 선택하는 데 지침이 되는 대단히 유용한 문서가 된다. 만일 우리가 제대로 된 건강 가이드를 갖고 있지 않다면 암 진단 후 급변하는 환경에서 자신을 제대로 유지해 갈 수 없다. 암에 걸렸다 하더라도 주도적으로 삶의 방향을 제시하는 비전과 가치관에 따라, 첫째, 암을 극복하기 위한 장단기적인 목표를 세우고, 둘째 암 치료와 그 과정에서 겪는 어려움을 자신의 목표를 향한 하나의 과정으로 생각한다. 셋째, 암 극복 후의 건강 설계를 꿈꾸며 자신의 삶에 대한 주인의식을 갖고 암을 이겨내며, 넷째, 혼자만의 힘과 노력으로 할 수 없는 부분에 대해서는 의료진과 가족, 친구의 도움을 청하거나 협력 관계를 만들어야 한다.

암 극복 후의 내 삶을 설계하려면

사실 암 치료가 다 끝났다 하더라도 환자 스스로 독립하는 단계에 이르기가 쉽지 않다. 몇 개월마다 정기적으로 암이 재발했는지 검사를 받아야 한다. 그 시간이 다가올수록 불안해지고 의사로부터 "결과가 좋습니다."라는 말을 듣기 전까지는 계속 초조하다. 괜찮다는 말에 기분이 좋은 것도 잠시, 다시 검사를 받아야 할 시간은 금방 다가온다. 정기 검진 전이라도 통증이 찾아오면 혹시 몸에 이상이 생긴 것은 아닌지, 재발하는 것은 아닌지 걱정하기 일쑤이다. 치료 후 자신의 신체적 변화와 정신적인 적응 그리고 주의사항과 건강 관리에 대해 정확하게 파악할 때 독립적으로 건강해질 수 있다.

암이 완치된 후, 최소한 5년 이상 암이 재발하지 않은 시점에는 암 극복의 경험을 바탕으로 의료진과 동반적 관계를 맺으며 암 환자들을 위해 활동하는 상호 의존적인 단계로 발전할 수 있다. 암과의 전쟁에서 암을 이겨낸 사람들이 암 환자들을 위해 봉사하는 모습을 상상해보라! 치료 과정에 있는 암 환자들의 고통에 공감하고 위로해주며 좋은 멘토이자 롤모델이 될 수 있다.

로렌스 밴 데어 포스트 경은 우리가 자신의 내면으로 들어가 꿈을 꾸고 있는 것에 귀를 기울일 때에만, 시간 속의 순간이라는 굴레에서 벗어나 위대한 창조를 이룰 수 있다고 말했다.

스티븐 코비는 『소중한 것을 먼저 하라』에서 비전을 위한 4가지 요건을 제시했다. 이를 암 극복이라는 비전에 적용시켜보자.

첫째, 자아의식이다. 우리는 깊은 내면에서 자아의식을 이용하여 먼저 암 극복과 건강 회복의 열망을 살피며 건강에 대한 자신의 패러다임을 검토하여, 신체적 · 정신적 · 사회적 · 영적 차원에서 현재 건강의 뿌리와 열매를 평가할 수 있다. 자아의식을 가장 잘 활용하는 방법은 이것들이 우리 건강에서 어떻게 작용하는지를 깨닫는 것이다.

둘째, 양심이다. 빅토르 프랑클이 말한 것처럼, 자신 안에 이미 존재하는 사명을 찾아야 한다. 암 극복과 건강 회복을 위한 사명은 우리 내부에서 우리의 인식을 기다리고 있다. 암 환자들은 보편적 양심을 통해 암 극복 과정에서 자신만의 구체적인 소명을 발견하고 다른 누구도 그 일을 대신할 수 없는, 자신만의 특별한 사명을 수행한다.

셋째, 상상력이다. 양심에서 나온 비전과 가치들을 바탕으로 창의적인 상상력을 이용해 자신에게 유일한 사명을 그려보고 또 그것을 의미 있는 표현으로 건강 사명서에 담아낼 수 있다.

마지막은 독립 의지이다. 건강 사명서에 따라 살아간다는 것은 흐르는 물살을 거슬러 헤엄친다는 뜻으로, 암이라는 환경과 현실, 그리고 오래된 건강 습관이나 운명에 저항한다는 것을 의미한다. 내면의 더 깊은 곳에서 불타오르는 건강에 대한 열망, '암을 극복하고 건강을 회복하겠다!'라는 결의에 따라 덜 중요한 것에 대해서는 'No(아니오)'라고 쉽게 말할 수 있다.

건강을 위한 결정에는 내면의 갈등이 있기 마련이며, 건강 회복의 과정은 순탄하지만은 않다. 그러나 암을 극복하고 건강을 회복하기 위해서는 반드시 거쳐야 할 시련임을 직시해야 한다. 잭 웰치는 『잭 웰치: 끝없는 도전과 용기』에서 "당신의 운명을 지배하라. 그렇지 않으면 다른 사람이 당신의 운명을 지배하게 된다."라고 말했듯이, 암이라는 현실을 직시하지 않고서는 암을 극복할 수 없으며 암이라는 고통을 이겨내기 위한 진정한 용기가 필요하다.

| 암 극복 목표를 세우고 실천한 고창순 |

김영삼 대통령 시절 대통령 주치의였으며 가천 의대 명예총장이었던 고창순 박사가 2012년 여름 돌아가셨다. 그는 구체적인 목표를 가지고 운동과 식이 생활, 정서 관리 등을 통해 암을 극복했다. 그는 20대에서 60대까지 세 번에 걸친 암 진단에도 불구하고 암은 그저 하나의 질병일 뿐이라는 생각으로 자신의 삶을 이끌어갔다. 스물여섯 살 때

대장암에 걸린 이후, 십이지장암과 간암 이렇게 세 번의 암을 이겨내고 활기차게 생활했다. 그는 암 치료의 경험을 바탕으로 『암에게 절대 기죽지 마라』는 책을 펴내기도 했다.

《노년시대신문》과의 인터뷰 기사에서 그는 "고혈압, 당뇨, 심장병 등의 성인병을 '생활 습관 병'이라고 부르는데 암도 마찬가지이다."라고 말했다. 그 기사에 따르면, 서울대 의대를 졸업하고 1957년에 일본 소화의대에서 인턴을 하던 스물여섯 살에 몸무게가 5~6kg가량 빠지고, 옆구리에 달걀만한 혹이 만져졌다. 당시는 내시경이나 초음파, 컴퓨터 단층 촬영 등의 진단 방법이 없던 시절이었기 때문에 수술을 통해 조직을 떼어 검사를 하고서야 대장암이라는 사실을 알게 되었다.

서울대학교병원 부원장 등 보직 생활로 바빴던 1982년에 다시 십이지장암을 발견하게 되었고 서울대학교 교수를 정년 퇴직한 1997년에 간암을 진단받았다. 《노년시대신문》 인터뷰에서 고창순 박사는, "암 환자는 처음 암이라는 사실을 알고 난 다음에는 극도의 혼란에 빠지게 되지만, 자신의 몸에 생긴 문제를 정확히 알고 객관화시킬 수 있다면 그 혼란에서 빠져나올 수 있다."고 말했다. 그는 "암이 매우 심각한 병이기는 하지만, 신의 심판이나 저주가 아닌 그저 병일 따름이므로 별다른 의미를 부여하지 말고 환자 자신이 자신의 병에 대해 정확하게 알고 목표를 세우고 암 치료를 시작하는 것이 최선의 처방이다."라고 암 환자들에게 조언한다.

그는 『암에게 절대 기죽지 마라』는 책을 통해 암을 이겨내는 사람들에게 심리적 압박감에서 벗어나 '기죽지 않고 즐겁게 생활하는 법'을 전수하고 있다. 암을 치료하는 동안 인생 전반에 대해 확고한 자세를 가지고 스스로 중심이 서 있지 않으면 이리저리 휩쓸리고 기가 꺾여 포기할 수 있다. 그는 환자 스스로 주체가 되어 암에 대한 정보를 모으고 암을 이기기 위해 노력하는 주도적인 환자가 되라고 주문한다. 그는 또한 "암에 대해 잘 알고 당당하게 맞서는, 바로 '좋은 환자'가 되면 주치의는 저절로 '좋은 의사'가 되게 되어 있다."고 강조한다. "반드시 낫는다는 확신을 갖고, 자신이 왜 살아야 하는지에 대한 목표를 분명히 한다면 당신도 암을 이길 수 있다."고 말하는 그는 암을 이겨낸 사람들의 7가지 습관 중 '암 극복의 목표를 세우고 시작하라'를 직접 실천했다. 고창순 박사가 말하는 암 극복의 구체적인 목표 및 전략을 들어보자.

- 병에 대한 지식이 최선의 처방이다.
- 잘 먹어야 산다.
- 온 힘을 다해 운동하고, 끊임없이 움직여라.
- 웃음과 울음은 부작용 없는 항암제이다.
- 능동적인 환자가 되어 방향을 잡아라.

| 자신의 건강 사명을 만들고 살아간 강고경 |

강고경 씨는 스스로 암 극복의 목표를 세우고 관리해 유방암을 이겨냈다. 유방 한쪽을 절제하였지만 본인은 스스로 별로 충격을 받지 않았다. 당시 수영을 즐겨하고 있었는데, 암을 이겨내고 바로 수영 대회에 나가기 위해 회복 후 몇 달 동안 매일 열심히 수영 연습에 열중하였고, 자연스레 운동도 하게 되었다. 그리고 수영 대회에 나가 금메달

을 따냈다. 그 목표를 이루기 위해 수영장에 다닐 때에도 다른 사람들이 오히려 민망해했지만 정작 본인은 아무렇지도 않았다.

강고경 씨는 병원을 언제나 가깝게 생각했다. 스스로 건강 관리를 하면서, 아프면 즉시 병원을 갔고, 항상 찾아가는 의사선생님도 있었다. 아프기 전에도 평소에 의사선생님들과 친하게 지내고, 그들의 조언을 잘 듣는 편이었다. 특히 그녀는 아이를 키우는 데 몰입했으며, 빵 만들기, 요리하기 등도 즐겨했다. 예상치 못한 사위의 죽음 등으로 우울증을 겪기도 했지만, 운동을 하는 등 다른 활동에 정신을 쏟으면서 이겨냈다. 그녀는 말한다. "나보다 형편이 좋지 않은 사람들이 너무 많았다. 나도 힘들지만 나보다 더 힘든 사람의 입장에서 이해하고 다른 사람을 이해하는 삶을 살고자 했다."

| 가족과 동료의 기대를 목표로 한 이경옥 |

이경옥 씨는 암을 진단받고도 쉽게 빨리 자신의 자리로 돌아왔다고 말한다. "엄마의 자리로 가든, 아내의 자리로 가든, 회사의 자리로 돌아가든, 누군가 계속 내가 낫길 기다리는 사람들이 있잖아요. 회사도 나를 기다리고, 우리 아이와 남편도 나를 기다리고 있고, 가족들도 기다리기 때문에 그냥 '아, 빨리 돌아가야지. 빨리 수술하고 치료 받고 빨리 돌아가 내 자리를 찾아야지.' 생각했어요" 그녀는 자신과 가족, 직장 동료들의 기대에 책임을 지려고 한 것이 바로 암을 극복하는 길이었다고 한다.

"암을 극복하는 데 도움이 된 또 하나는 제가 병의 노예가 되지 않는 거예요. '내가 환자지' 하면서 끌려 다니면 끝이 없어요. 그런데 '나는 수술하고 나면 괜찮을거야.'라는 마인드 컨트롤을 정말 많이 했어요. 머리카락이 빠졌을 때도 가발 쓰고 아무렇지도 않게 회사 일도 하고 사람들도 만났어요. 그 당시에 다른 정신과 병동에 제가 자원봉사를 다녔었거든요. 그때 그게 아마도 이길 수 있는 길이 아니었나? 그냥 얼떨결에 시간이 간 거예요. 제 일에 바빠서……." 그녀는 가족과 동료의 기대에 어긋나지 않고 다시 정상 생활로 돌아가는 것을 목표로 삼아 암을 이겨냈다.

건강 사명서란 무엇인가

건강 사명서(건강 선언)의 작성 및 활용 방법

건강 사명서란 자기 인생의 목표와 의미를 표현한 글이다. 건강을 위한 행동과 마음가짐을 선택하는 데 지침이 되는 개인의 건강에 관한 헌법이자 설계도이다. 건물을 짓기 전에 설계도를 그리듯, 암 진단 이후에 어떻게 살아갈 것인지 마음속에 명확한 비전과 방향을 정하는 것을 의미한다. 즉 우리는 각자 자신의 삶의 주인이므로, 어떤 건강을 원하는지 결정하고 그 건강을 얻기 위한 지도를 그린다는 의미이다. 삶에서 중요한 모든 것들은 신체적·정신적·사회적·영적인 건강으로 구분할 수 있고, 이를 건강 사명서에 작성한다면 자기 사명서와 건강 선언이 필요가 없이 통일된 하나로 만들 수 있다.

건강 사명서는 결과를 생각하면서 시작하는 습관을 실천하는 데 도움이 되며, 암을 이겨내는 데 다음과 같은 이점을 줄 수 있다.

- 건강을 위해 정말로 중요한 것이 무엇인지 분명히 깨닫게 만든다.
- 건강을 위한 초점과 방향을 제시해준다.
- 암으로 인해 방해 받지 않고 자신의 건강한 삶을 스스로 설계하도록 도와준다.
- 매일매일 선택하고 의사결정을 하는 데 지침이 된다.
- 건강한 삶의 의미와 목적에 대해 깨닫게 해준다.

건강 사명서를 작성하기에 앞서 내면 깊숙이 들어가서 자신의 인생 사명을 찾아야 한다. 암의 진단은 그동안 소홀히 했던 자신의 삶에 대해 되돌아 보고 고유한 자신만의 인생 사명을 찾아 의미 있는 삶을 살아가는 기회를 주기도 한다. 과거의 건강 패러다임을 버리고 새 삶을 설계하는 건강 사명서는 자신의 건강에 대해 책임을 지는 첫 출발이다. 우리가 이 건강 사명서에 따라 생각하고 행동할 때 외부의 잘못된 정보나 영향력에 좌지우지되지 않고, 가족과 직장 동료, 이웃에게 주관이 뚜렷하며 의지가 강한 사람으로 각인될 것이다.

암과 같은 심각한 고통에 부딪히면 환자들과 가족들은 모든 일을 중단하고 물러앉아 자신의 인생을 들여다보며, "진정 중요한 것은 무엇인가?", "나에게 어떤 의미가 있는가?" 등과 같은 근본적인 질문을 스스로에게 던지는 기회를 갖게 된다. 우리가 주도적이라면 '암'이라는 사건을 기회로 암을 극복한 이후의 삶에 대해 상상해볼 수 있다.

가깝게는 무사히 암 치료를 끝내고 그동안 고생한 가족과 함께 가벼운 여행을 다녀오는 꿈을 그리는 것도 좋겠다. 또는 사랑하는 자녀의 결혼과 어여쁜 손자손녀의 모습, 80세 생일이나 결혼 50주년 기념일인 금혼식을 상상해볼 수 있다. 암 진단에도 불구하고 성공적으로 직장에서의 임무를 잘 완수하고 특정 분야에서 사회에 공헌한 후 자랑스럽게 정년 퇴직하는 것을 상상하는 것은 결코 어려운 일이 아니다. 혹은 암을 극복한 후 건강 파트너십과 같은 잘 짜여진 교육을 이수한 다음, 암 환자가 암 진단 시점부터 치료 이후까지 주도적으로 건강을 관리할 수 있도록 건강 코칭을 제공하는 건강 파트너가 될 수도 있다.

자신의 인생에서 가장 중요하다고 생각하는 것, 진정으로 하고 싶은 것에 대한 마음이 간절해질 때 암을 극복하기 위한 의지가 더욱 강해질 것이다. 건강 사명서를 통해 먼저 구체적인 건강 습관 실천 계획을 작성한 다음 각 건강 습관별로 성취하고자 하는 목표들을 제시한다면, 그 건강 사명서는 훨씬 더 견고한 균형을 이루게 될 뿐만 아니라 실천하기도 더욱 쉬워질 것이다.

이러한 건강 사명서는 주도적으로 작성하는 것이 중요하다. 자신의 결의와 결심을 바탕으로 진정성을 가지고 작성해야만 이를 지키기 위해 제대로 노력할 수 있다. 건강 사명서를 작성할 때 상상력과 인내심을 이용하고 전문가의 조언과 가족의 협조를 받는다면 더욱 좋을 것이다.

효과적인 건강 사명서는 다음과 같은 특징이 있다.

- 건강과 삶의 질을 높이는 효과성의 원칙을 표현한다.
- 건강의 방향과 목적을 제공한다.
- 암 극복을 향한 도전의 영감을 준다.
- 건강에 대한 비전과 가치관을 표현한다.
- 건강을 위해 가장 중요한 일과 책임을 규정한다.
- 인간의 4가지 차원의 성장을 규정한다(신체적, 사회/감정적, 정신적/지적, 영적).
- 당신 안의 최고의 건강을 구현하도록 한다.

| 건강 파트너들의 건강 사명서 |

이상화 ...

1. 규칙적인 생활

아침 7시에 일어나고, 밤 12시 이전에 잔다.

낮 12~1시 점심. 밤 9시 이전 저녁식사.

하루 1시간 산책.

정기적인 건강 검진.

2. 아빠 역할

이틀에 한 번씩 전화하고 메일을 쓴다. 5년 이내 캐나다 이주 결정.

3. 남편 역할

가사를 도와주며 아내의 퇴직 준비 계획을 세운다. (장기 계획)

4. 봉사 생활

일주일에 1회씩 병원 봉사.

5. 형제들과의 관계 유지

일주일에 1회씩 전화로 안부를 전한다.

6. 신앙 생활

일주일에 한 번씩 성당에 미사 참석. 1일 1선. 상대방 배려하기.

7. 명상 시간 갖기

일주일 1시간씩 조용한 장소, 시간을 정해 명상을 한다.

이양순 …

건강한 삶을 살기 위해 운동이 우선이라 생각한다. 매일매일 꾸준히 운동하는 습관은 몸의 건강뿐 아니라 긍정적인 마음의 여유까지도 갖게 해준다. 남은 인생 열정을 다해 나와 남을 사랑하고 욕심 없이 봉사하며 여유 있는 삶을 살고 싶다. 나의 생을 축복하며 풍요로움을 나눠주고 싶다.

| 4가지 차원의 지속적 개발 |

1. 신체적

   일주일에 5일 2시간 운동. 꾸준한 운동으로 심신 단련.

   수면 습관, 규칙적인 생활, 일찍 자고 일찍 일어나기.

2. 사회적

   상대방의 말을 이해하고 경청하기.

   항상 긍정적인 생각하며 살기.

3. 정신적

   건강 파트너 교육 실행, 균형 잡힌 식사와 소식 하기.

   요리하는 취미를 가지고 있다.

   (현재) 책을 많이 읽지 않는다. 한 달에 2권 이상 책 읽기.

4. 영적

   확신에 찬 모습으로 사람들과 교류하고 봉사하며 살고 싶다.

   그 어떤 것에도 장벽을 쌓아두고 살지 말자.

   모든 것에 감사하며 살자.

유선주

이제 아이 셋도 스무 살이 다 넘었으니 내 그늘에서 벗어나 독립하여 성숙해질 수 있는 나이가 됐다. 그래서 더 늦기 전에 '나답지 않은' 삶을 살아야겠다. 오늘날까지 (내가 하는 일들은) 뭐든지 모범답안이어야 했고, 오직 가족을 위한 삶을 살아왔던, 내가 없는 인내의 생활이 '나다운 삶'이었다. 그렇게 안주할 뻔했는데 이 교육의 행운이 내게 주어져 액자 속에 갇혀 있던 나를 꺼내어 진정한 '나'다운 생활과 더불어 살아가는 삶을 살 수 있는 눈을 뜨게 되었다. 모든 것을 내주어도 허전한 것이 아니라 더 벅차고 보람된 것이 플러스알파가 되어 나를 채워준다는 것을 이태석 신부님을 통해 배웠다.

이제까지 가족을 비롯한 의료진, 그 외의 많은 지인들까지 차고 넘치는 사랑을 내게 주었다. 받기만 했던 '그 과분한 사랑', 이제 내가 다른 이에게 줄 수 있는 기회가 왔으니 힘닿는 데까지 최선을 다해 봉사할 것이다.

그 행복이야말로 건강한 삶의 질을 높이는 가장 효과적인 비타민이다. 그래서 나를 원하는 환우들에게 편안하고 위로가 되는 사람, 왠지 신뢰가 가고 친근한 사람, 보고도 또 보고 싶고 헤어짐이 아쉬운 사람으로 기억되고자 한다.

이 모든 것을 이루기 위해 스스로 긍정적 마음과 적극적인 삶, 더욱더 바른 식생활과 규칙적인 운동으로 심신을 단련하고, 체크, 관리할 것이다. 지금 나는 아무도 가지 않은 하얀 눈밭에 나의 올바른 발자국을 찍으러 서 있는 것이다.

현옥순 ···

목표 | 건강하고 행복한 나는 후회가 적은 삶(듣고 싶은 찬사)을 원합니다.

역할 1 | 배우자

어려운 일이 생겼을 때 피하지 않는 당신이 미안하고 고마웠어.

언제나 밝게 웃는 당신이 고마웠어.

역할 2 | 친정어머니

누구 원망도 안 하고 씩씩한 딸이 고맙다. 항상 웃는 딸이 예쁘구나.

역할 3 | 딸, 아들

내가 원하는 꿈을 항상 응원해주는 엄마 고마워.

역할 4 | 친구

네가 옆에 있어줘서 고마워.

기쁠 때나 슬플 때나 우울할 때나 같이 하자.

역할 5 | 건강 파트너

희망을 놓지 않게 도와주셨어요.

두서없는 말을 들어주서서 고맙습니다.

자신감이 생겼어요.

결심했어요. 최선을 다할 거예요.

최준호 …

1. 나 자신의 건강한 삶을 위해 꾸준한 운동과 건강 관리, 사회 활동을 통하여 심신을 단련하고 정신적 · 정서적인 건강을 위해 주변과 더불어 삶을 살아가는 필요한 사람이 되자.
2. 남편으로서 부인을 이해하고 어떠한 일이 발생했을 때 한 번 더 생각하고 행동하며 때로는 화가 날 때도 참고, 밝은 미소로 부인을 바라볼 수 있고, 내가 고통을 겪고 있을 때 온 정성을 다하여 보살펴준 고마움과 감사함을 수시로 말과 행동으로 표현하며 아내에게 더 많은 관심과 격려를 보내자.
3. 아버지로서 자식들의 본이 될 수 있는 행동과 삶을 보여줌으로써 미래에 대한 희망의 표상이 될 수 있도록 더욱더 사랑하고 지도하고 이해하는 아버지가 되자.
4. 나태해진 신앙 생활을 청산하고 적극적인 믿음과 봉사 활동으로 헌신할 수 있는 장로가 될 수 있도록 최선을 다하자.
5. 지금까지 국가로부터 받은 여러 가지 혜택과 보장된 노후 생활 조건에 감사하고 사회에 봉사할 수 있는 생활 자세로 건강이 허락하는 한 건강 파트너로서 역할을 다하고 주어진 직책에 최선을 다하여 봉사하자.

이경옥 ...

| 최종 목표 |

"모든 이들이 '그리워' 하는 사람이 되겠습니다!"

1. 남편에게

   긍정적으로 당신을 평가하고 사랑하며 변함없는 마음으로 살겠습니다.

2. 딸에게

   엄마의 몸에서 태어나줘서 고맙고, 너의 꿈이 이루어지도록 최선을 다해 도와주련다.

3. 가족 구성원들

   당신들에게 받은 사랑을 되돌려주도록 노력하겠습니다.

4. 직원들

   사회의 훌륭한 구성원들이 될 수 있도록 CEO로서 최선을 다하겠습니다.

5. 이웃들

   사는 날까지 밝고 명랑한 에너지가 되도록 하겠습니다.

6. 봉사 단체

   어려움을 극복하고 잘 살아가는 모델이 되도록 하겠습니다.

7. 자신

   후회 없이 열심히 살며 '아름다운 죽음을 위한' 준비와 공부를 하며, 모든 이들이 '그리워'하는 사람이 되겠습니다.

양동혁 …

1. 나는 패러다임의 변화를 통해 긍정적이며 재미있는 삶을 주도적으로 살아갈 것이다.
2. 정기적이고 규칙적인 운동을 통해 건강한 신체를 만들 것이다.
3. 살기 위해 먹기보다 음식에 대한 감사와 즐기는 식사로 관점을 바꿀 것이다.
4. 업무 및 생활에 대해 열정적이며 구성원에 대해 배려하는 삶을 살겠다.
5. 정기적인 사회(체육)활동을 하며 정서적으로 안정되도록 하겠다.
6. 건강 파트너로서의 역할과 나의 강점을 활용하여 음식에 대한 공부와 결과물을 성과로 공유하겠다.
7. 나를 돌아보는 명상의 시간을 매일 갖도록 하겠다.
8. 'Say No'를 활용하여 나의 시간 관리를 효율적으로 하겠다.
9. 과로를 유발하는 업무에 대해서 업무 조정 및 권한 위임을 통해 자기 계발 시간으로 활용하겠다.
10. 사랑하는 사람과 오랜 시간 같이 할 수 있도록 건강도 유지하고 나눔의 생활을 하겠다.

김용분 ⋯

나 | 잡다한 집안일을 우선시하며 내 건강을 위한 시간을 늘 뒤로 미루었다. 일단 이것부터 바꾸겠다.

1. 일주일에 4번(화, 수, 목, 금) 1시간씩 운동을 한다.
2. 토, 일, 월, 일주일에 세 번 남편과 정원 가꾸기 및 취미 생활, 문화 생활을 공유한다.
3. 한 달에 두 번 정도 5일장 나들이를 한다.
   (장보기 및 삶의 기를 받는다.)
4. 식사는, '아침은 머슴처럼, 점심은 황제처럼, 저녁은 6~7시 사이 거지처럼'을 기준으로 실천한다.
5. 재발 시 도피 또는 포기하려 했던 것을 적극적인 치료로 방향 전환을 할 것이며 가족과 함께 노력할 것이다.

아내 | 수년간 언니를 간병하느라 잘 챙겨주지 못했던 남편과 많은 시간을 함께할 것이다. 그리고 반드시 내가 배운 교육 중 S(STOP), T(THINK), C(CHOOSE)를 서서히 도입해 공감대를 형성하며, 영향력의 힘을 키워 주관이 뚜렷한 아내가 되겠다. (42쪽 참조)

건강 파트너 | 배운 대로 환자에게 희망을 주는 존재가 될 것이며 그 사람(상대방)에게 진실한 사람으로 살 것이다.

종교인 | 내가 힘들 때 자주 찾았었는데 요즘은 많이 소홀했다. 한 달에 두 번 정도 참여하면서 영적 정화와 자성을 하는 시간을 갖겠다.

조숙의 …

우선, '무엇이 중요한가?'에 집중한다.

나의 꿈과 그것을 실현하기 위한 기반을 검토하며 8가지 습관을 훈련한다.

1. 방향을 점검한다.

'나침반(좌표)'을 유기적으로 설정한다. 즉, 나침반이 반드시 고정된 것이 아니므로 (비록 이것을) 구체적으로 고착시키기는 어렵겠으나 그동안 중요한 것을 소홀히 했던 점을 늘 성찰하며 아래와 같은 내용을 관리한다.

A) 심신 단련
B) 휴가
C) 운동, 검진
D) 가족과 이웃의 소중함 확인 등을 기반으로 에너지를 관리한다.

2. 이상의 에너지를 기반으로 나의 일(창작 활동)에 최선을 다한다.

이 사명서의 핵심은 양 날개로 구성된 것으로 나의 '심신 단련'의 기반이 에너지의 원천임을 중요하게 다뤘으며, 그 기반 위에 자신의 패러다임의 시너지를 생산하여 '나의 꿈(창작 활동)'에 대한 동력으로 활용함으로써 '황금알의 신화'를 창출한다.

습관 3

소중한 것을
먼저 하라

암 환자들은 말한다.

"할 일이 너무 많아서 시간이 없어요!"

"모두 해야 할 일들인데, 거기서 어떤 것을 선택한단 말입니까?"

"치료하느라 일하느라 늘 바쁘게 뛰어다니다 보니 내 인생을 즐길 시간이 없었단 말입니다."

"내 친구들과 가족과 함께 더 많은 시간을 보내고 싶습니다. 하지만 그런걸 생각하는 것조차 부질 없는 일입니다."

"가정과 직장 사이에서 균형을 유지하라고 하지만, 둘 중 어느 한쪽에서 시간을 빼 다른 쪽에 투자하면, 한쪽은 다시 상황이 더 나빠집니다."

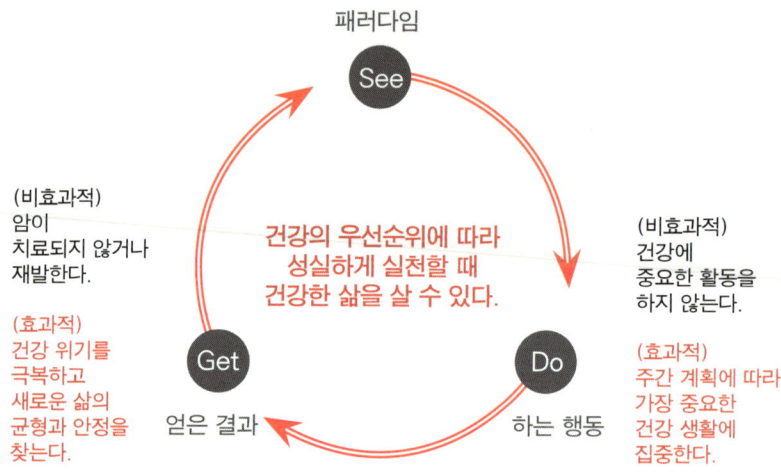

습관 1 '자신의 삶을 주도하라'와 습관 2 '목표를 세우고 시작하라'는 습관 3 '소중한 것을 먼저 하라'에 절대적으로 필요한 전제 조건이다. 우선 자신이 주도적으로 암을 극복하고 건강을 회복하겠다는 의지와 목표가 없이는 소중한 것이 무엇인지를 판단할 수가 없다. 일단 스스로 건강한 삶을 주도하고, 건강한 삶을 목표로 세운 다음 건강을 효과적으로 관리하기 위해 소중한 것부터 먼저 해야 한다.

건강의 우선순위 정하기

건강을 위해서 소중한 것이 무엇인지를 알기 위해서는 먼저 건강상의 문제를 분석해야 한다. 그 분석 결과에 따라 여러 건강 습관 실천의 우선순위를 정하고, 구체적인 적용 계획을 수립한다. "가장 중요한 것이 가장 하찮은 것에 의해 좌우되어서는 안 된다."는 괴테의 말처럼 건강을 위해 중요한 것을 먼저 실천해야 한다. 일반적인 건강 관리란 외부에서의 요구에 따라 항상 맨 먼저 행하는 반면, 암을 이겨내는 사람들은 건강을 위해 소중한 것이 무엇인가를 먼저 결정하고 그에 따라 실천한다.

예를 들어 건강을 회복하기 위해서 적절한 운동이 중요하다면 이를 먼저 실천하고 다른 건강상의 문제를 순서대로 해결하는가 하면, 균형 잡힌 식이가 더 중요하다면 이를 먼저 실천한다. 새로운 2차 암의 검진이 시급하다면 이를 우선적으로 고려해 계획을 세워 행한다. 암을 이겨내는 사람들은 귀찮은 건강 습관이라도 이를 먼저 기꺼이 실천하는 습관을 가지고 있다. 싫어하는 건강 습관이라도 건강을 회복시키기 위한 분명한 목적이 있다면 실천할 수 있다. 그러나, 여러 가지 건강 습관 중에서 우선순위를 선정할 때에는 자신에게 무엇이 중요하고 중요하지 않은지에 대한 기준이 필요하다.

건강 우선순위 정하기에 필요한 것들

암을 극복하고 내 건강을 새롭게 창조하기 위해 가장 중요한 건강 습관은 무엇인가? 어떻게 중요한 것인지 판단할 수 있을까? 건강 우선순위 정하기에는 건강의 목표를 정하고 시작하라는 제2습관의 가치관과 방향 감각이 필요하다. 또한, 건강에 소중한 일에 대해서는 열정적으로 실천하고, 그렇지 않은 것들을 거절할 수 있는 용기가 필요하다. 암을 극복하고 건강을 회복하기 위해서는 편안한 안전지대에서 벗어나 한 번도 해본 적 없는 도전을 해야 할 때도 있다. 나에게 가장 큰 영향을 미치는 사람들이 원하는 일이 아니라, 건강 회복을 위해 우선적으로 필요한 건강 관리를 할 수 있어야 한다.

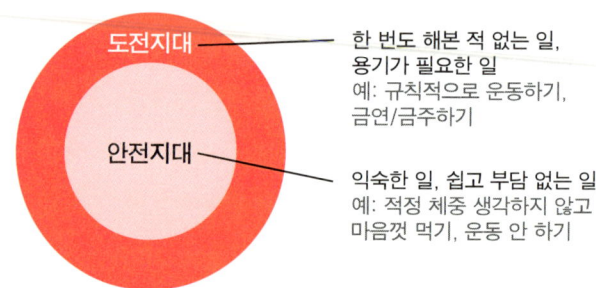

암을 이겨내기 위한 삶의 목표를 세운 다음 해야 할 일은, 나에게 가장 가치가 있다고 생각하는 것들을 우선 실행에 옮기는 것이다. 그것은 나를 올바른 방향으로 이끌며 건강 사명서에 표현한 삶의 목표를 달성하도록 도와준다. 나침반과 시계로 비유해보자면, 나침반은 당신의 건강을 위한 사명, 방향, 그리고 가치관, 즉 건강을 위해 당신이 가장 소중하게 여기는 것을 상징하는 반면, 시계는 당신의 약속, 일정표, 그리고 활동 즉, 시간을 관리하는 방법을 상징한다.

나침반과 시계 모두 우리에게 중요한 것들이지만 건강 나침반이 시계 앞에 놓여 있어야 한다. 우리에게는 건강 실천을 얼마나 빨리 하는가보다 건강을 위한 방향으로 제대로 향하고 있는지가

 시계는 당신의 약속, 일정표, 그리고 활동 즉,
당신이 시간을 관리하는 방법을 상징한다.

나침반은 당신의 사명, 방향, 그리고 가치, 즉 당신이
가장 소중하게 여기는 것을 상징한다.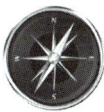

더 중요하다. 아무리 빨리 한다고 한들 자신의 건강에 해롭거나 자신에게는 중요하지 않거나 맞지 않는 건강 습관을 실천한다면 이는 잘못된 것이다. 건강을 먼저 생각하라. 시계의 압박에서 벗어나 당신 자신의 건강 나침반을 되찾아야 한다. 당신은 이 나침반을 통하여 살며, 사랑하며, 배우게 될 것이다.

시간을 잘 관리하는 4가지 방법

『성공하는 사람들의 7가지 습관』에서 언급되었듯이 최초의 시간 관리 형태인 제1세대는 메모지에 기록하고 확인 목록을 만들어 쓰는 것이다. 시간과 에너지를 많이 필요로 하는 일들을 작성하는 것이다. 시간 관리의 제2세대는 달력과 약속 기록부를 사용하여 앞으로 할 일들을 계획하고 일과 활동들에 대해 일정을 작성하는 것이다. 시간 관리의 제3세대는 현재의 시간 관리 방법이다. 제3세대 시간 관리는 우선순위와 가치 규명 그리고 이 가치들과의 관계에 기초한 활동들의 상대적인 이익 비교 등의 중요한 아이디어를 추가하였다. 이 시간 관리는 장기, 중기, 단기적 목표에 초점을 맞추어 효율성을 도모하며 가장 큰 이득을 주는 목표와 활동들을 수행하기 위한 구체적인 일간 계획이라는 개념을 포함한다.

그러나, 좋은 인간 관계를 만들고 인간적인 필요를 충족시키며 자발적인 활동을 즐길 수 있는 기회를 제공해주지는 못한다.

전통적인 시간 관리에서는, 당신이 일을 좀더 능률적으로 하면 인생을 더 잘 조절하게 될 것이고, 그렇게 하면 마음의 평화와 성취감도 맛볼 수 있을 것이라고 말한다. 그러나, 제4세대 시간 관리는 시간을 관리하는 것이 아니라 우리 자신을 관리하는 것으로, 일과 시간에 초점을 맞추기보다 인간 관계의 유지와 증진, 결과의 달성을 강조하는 것이며 생산과 생산 능력의 균형 유지에 더 중점을 두고 있다.

제4세대 시간 관리와 건강 관리

스티븐 코비의 『성공하는 사람들의 7가지 습관』에서 말하는 제4세대 시간 관리의 근본적 초점은 시간 관리 매트릭스에서 볼 수 있다. 건강 관리의 긴급성과 중요성에 따라 4가지로 결정할 수 있다. 긴급한 일은 건강 관리를 위해 지금 당장 해야 하는 것으로 즉각적인 행동이 요구되고 그 행동에 따라 바로 영향을 준다.

예를 들어 복부의 통증이 갑작스럽게 생긴 경우 급하게 병원에 갈 수밖에 없다. 긴급한 일은 우리에게 압박감을 주고 즉각 행동하도록 요구한다. 그러나, 만일 건강에 어떤 일이 중요하다는 것은 그 일이 건강에 가장 소중하고 가치가 있다는 것이다. 이것은 건강에 대한 사명, 가치관과 관련이 있으며, 우선순위가 높은 일이다. 암 치료 후의 효과를 평가하거나 재발을 확인하기 위해 정기적으로 중요한 검사를 해야 하는 경우가 있다. 이처럼, 중요한 일에는 보다 더 큰 자발성과 주도성을 가지고 계획을 세울 필요가 있다.

시간 매트릭스는 건강에서 가장 소중한 것을 먼저 할 수 있게 도와주는 도구이다. 다음 표는 시간 매트릭스이다. 모든 활동은 긴급성과 중요성 정도에 따라 다음과 같이 4가지로 나뉜다.

건강 관리의 시간 매트릭스

	긴급한 일	덜 긴급한 일
중요한 일	❶ • 가족들의 긴급한 요구 • 급한 업무 • 통증으로 인한 응급실 방문	❷ • 규칙적 운동 • 암 검진 • 건강한 식생활 • 대인 관계 구축
덜 중요한 일	❸ • 중요하지 않은 전화, 우편, 메일 • 다른 사람들과의 사소한 회의	❹ • 지나친 TV시청 • 과도한 인터넷 서핑 • 잡다하고 하찮은 일

← 가로선 위에서 살기

제1상한은 긴급하면서도 중요한 일이다. 가족들의 긴급한 요구나 심한 통증으로 응급실에 가야 하는 상황이다. 통증으로 인한 급한 불을 껐지만, 그 불씨가 사라진 것은 아니다. 또다시 재발해 응급실을 가야만 하는 일이 또 생길 수 있기 때문이다.

제2상한은 중요하지만 긴급하지 않은 활동들로 규칙적인 운동, 암 검진, 건강한 식생활, 인간 관계, 장기적인 건강 관리 계획, 종교 생활, 봉사 활동, 명상 등이다.

제3상한은 긴급하지만 중요하지 않은 일이다. 예를 들어, 중요하지 않은 전화나 이메일, 다른 사람들과의 사소한 회의, 중요하지 않으나 급하게 요구되는 결제 등이다.

제4상한은 중요하지도 않고 긴급한 일도 아니다. 지나친 텔레비전 시청, 과다한 인터넷 서핑, 오랜 시간 동안 전화로 수다떨기와 같은 것이 그 예이다.

박재희가 쓴 『3분 고전』이라는 책에 보면 『격몽요결』에서 말하는 구습의 항목을 기술하고 있다. "첫째, 오로지 쉬고 놀 생각만 하고 원칙과 규칙에 구속당하기 싫어하는 못된 습관. 둘째, 항상 밖에 나갈 생각만 하고 조용히 일에 집중하지 못하고 분주하게 드나들고 수다 떠는 것으로 하루를 보내는 습관. 셋째, 자기와 생각이 같은 사람만 좋아하고 나와 다른 생각을 가진 사람은 멀리하는 습관. 넷째, 쓸모 없는 문서 만들기에만 매달리고, 춤추고 마시는 데만 생각이 있고, 풍류를 즐기며 세상을 산다고 하며 청아한 일탈을 즐기는 습관. 다섯째, 한가한 사람 불러모으기 좋아하고, 바둑과 장기에 빠져 헤어나올 줄 모르고, 종일 맛있는 것만 쫓아다니며 배불리 먹다가 오로지 돈만 가지고 너 잘났네, 나 잘났네 하며 경쟁하는 습관. 여섯째, 남이 부자 되고 승진하는 것만 부러워하며 자신의 처지를 늘 비관하고 자신의 입는 것, 먹는 것이 남만 못하다고 심히 부끄러워하며 한탄만 하는 습관." 이들 거의 대부분이 바로 제4상한에 해당되는 것들이다.

건강 관리 매트릭스의 4상한

　암은 진단 받고 나면 마치 거대한 파도처럼 밀려와 우리를 쓰러뜨리고, 겨우 다시 휘청거리며 일어서면 다른 더 큰 문제들을 일으켜 우리의 건강을 파괴시킨다. 이것은 긴급하면서도 중요한 제1상한에 해당한다. 모든 것이 암 치료를 중심으로 움직이게 되고 이것들은 점점 더 늘어나서 마침내 우리를 지배하게 된다. 문제는 긴급성 그 자체가 아니라, 긴급성이 우리의 인생을 지배해버리고 소중한 것이 뒷전으로 밀리게 되는 것이다.

　암 치료 과정에도 제2상한에 해당하는 가벼운 운동과 균형 잡힌 식사는 중요하다. 그리고 암 치료 후에는 제2상한에 해당하는 활동이 매우 중요하다. 또한, 새로운 삶을 시작하기 위해서는 가족과 직장 동료 등 소중한 사람들과의 관계도 소홀히 해서는 안 된다. 특히 치료 과정 중 단절되었던 인간 관계를 회복하는 것도 매우 중요하다. 암 환자들은 매일 매일을 신체적 고통, 정서적 불안정과 우울, 치료비로 인한 경제적 부담 그리고 가족에 대한 죄책감으로 괴로워한다. 그러다 보면 어떤 사람들은 현실 도피의 수단으로 중요하지도 않고 급하지도 않은 제4상한에 해당되는 일들로 시간을 소모하는 경향이 있다. 바로 위기 중심의 삶을 살아가는 것이다.

　어떤 사람들은 제1상한에 속하는 일이라고 생각하지만 사실은 제3상한에 속하는('급하지만 중요하지 않은') 일에 자기 시간의 대부분을 투입하는 경우가 있다. 암 치료가 끝난 후 몸에 이상이 나타났지만 암이 재발한 것이 아니라는 것을 몇 차례 의사로부터 확인을 받았음에도 불구하고, 계속해서 재발한 것은 아닌지 걱정하고 검증되지 않는 보완 대체 요법들을 찾아 다니는 경우도 있다.

암을 효과적으로 이겨내는 사람은 제3 및 제4상한에 대한 시간 투입을 삼간다. 가능한 중요함에도 불구하고 소홀히 했던 제2상한과 같은 지속적인 건강 관리에 가능한 더 많은 시간을 투입함으로써 제1상한에 속하는 긴급한 일이 일어나지 않도록 최선을 다한다. 제2상한은 효과적인 건강 관리의 핵심에 해당된다. 제2상한에 속한, 매우 효과적인 건강 증진과 삶의 질 향상을 위한 각종 건강 관리에 초점을 맞춤으로써 질병 극복과 건강 관리 간의 균형을 유지한다. 암 진단 후 그리고 치료가 끝난 후에도 신체적 운동, 균형 잡힌 식사, 인간 관계 구축, 건강 사명서 작성, 장기적인 건강 관리 계획 수립, 2차 암이나 성인병 검진 등을 체계적으로 해나가는 것은 효과적인 건강 관리의 핵심이다.

제2상한 중심의 건강 생활

암을 경험하면서 삶의 의미를 깨닫고 새삼 중요한 것이 무엇인지를 많이 생각하지만, 막상 생활하다 보면, 다시 옛날로 돌아간 것 같고, 오히려 바쁘고 힘든 나날을 보내는 자신을 발견한다. 그러나, 시간 매트릭스를 이용해 중요하고 긴급한 일을 우선 챙기면서도 가능하면 시간에 쫓기지 않도록 계획에 따라 업무를 조정한다면 여유로운 암 치료 이후의 생활을 할 수 있을 것이다.

제2상한을 중심으로 시간을 관리하는 목적은 암을 효과적으로 극복해 건강을 회복하며 더 의미 있는 삶을 사는 데 있다. 건강에 대한 원칙과 삶의 목표에 따라 작성한 건강 사명서에 입각해 건강에 중요한 일에 초점을 맞추고, 건강과 건강 능력을 향상시켜 삶의 균형과 생산성을 유지하는 것이다. 특히, 제2상한에 해당하는 정기적인 병원 진료, 규칙적인 운동과 균형 잡힌 식사, 가족들과의 소중한 시간 보내기, 남을 도울 수 있는 시간 갖기와 신앙 생활 등의 주간 계획을 세워서 하나 하나씩 실천하는 삶을 살아가는 것을 소홀히 해서는 안 된다.

대부분의 사람들은 '우선순위 결정 능력', '우선순위에 따라 준비하고 계획하는 능력', '우선순위의 실행 계획을 수행하는 실천력과 자제력' 중 '실천력과 자제력이 부족하다'고 말하는 경우가 많다. 자기가 만든 삶의 우선순위가 마음과 정신 속에 깊이 뿌리내리지 못했기 때문이다. 그러나, 암을 경험한 이후에는 삶이 근본적으로 달라져야 한다. 암에 걸린 후에는 자신의 양심과 상상력으로 인생 목표에 대한 통찰과 깊은 자아의식을 통해 새롭게 결심함으로써, 과거에는 거절하지 못했던 중요하지 않은 약속이나 부탁을 지금은 거절할 수 있는 용기가 있어야 한다. 중요하지 않은 일은 순수한 미소를 띠고 "죄송합니다만 못합니다"라고 거절할 수 있는 의지력을 가져야만 암을 극복할 수 있으며, 암이라는 영광의 상처로부터 얻은 교훈에 따라 사는 것이다.

제2상한을 중심으로 건강한 삶을 위한 시간 관리 수단에는 다음 여섯 가지 중요한 기준이 필요하다.

첫째, 건강한 삶의 목표와 역할, 비전과 사명, 우선순위와 계획

사이, 그리고 욕망과 자기 절제 사이의 일치성이며, 건강 사명서를 기록하고 자신의 역할들과 장단기 목표를 기록해야 한다.

둘째, 건강 관리, 가정 화목, 효과적인 직장 업무, 자기 쇄신을 소홀히 하지 않도록 생활에서 여러 가지 역할에 따른 균형 유지가 중요하다.

셋째, 건강상의 위기가 닥치기 전에 위기를 미리 예방하기 위한 주 단위의 제2상한 중심의 활동이 필요하다.

넷째, 신체적인 건강에만 초점을 맞춘 시간 관리가 아니라 총체적인 '인간'의 중요한 가치를 반영함으로써 나만을 위한다는 죄의식보다는 가족, 사회 그리고 연관된 모두와의 공동체적인 관계를 개선시킨다.

다섯째, 시간 관리를 하다 오히려 시간의 하인이 되어 구속되는 것이 아니라 각자의 건강 상태와 필요에 따라 조절할 수 있는 융통성이 있어야 한다.

여섯째, 건강 사명서를 검토하고, 이미 마음을 먹었던 건강 실천 계획이 있었더라도 새로운 건강 실천의 기회가 주어진다면 서로의 가치를 비교해서 보다 나은 선택을 할 수 있어야 한다.

건강 실천 계획 세우기

암을 이겨내는 사람들은 암의 고통을 넘어서 인생에서 진정 원하는 결과를 얻기 위해 매주 건강 실천 계획을 세우고 이에 따라 생활한다. 건강 일지를 이용해 건강과 함께 소중한 일을 먼저 할 수 있도록 주간 계획과 일일 계획을 세운다. 건강 계획을 세우기 위한 단계는 다음과 같다.

1. 중요한 것이 무엇인지 정하라

이번 주에 건강을 위해 해야 할 일을 생각해보고 가장 중요한 일이 무엇인지 고민한다. 예를 들어 중요한 검사를 해야 할 약속이 있다든지, 주치의 선생님과의 진료 약속이 잡혀 있다면 그것이 이번 주의 큰 돌이다. 건강을 위해 운동을 규칙적으로 하는 것이 중요하다면, 운동을 큰 돌로 삼아 주간 일정에 먼저 넣고 다른 일정을 작은 돌들로 채운다. 일주일의 큰 돌이 어떤 것인지는 건강에 대한 꿈과 비전 그리고 이를 판단하는 원칙에서 나온다. 큰 돌은 건강 관리 매트릭스의 제2상한 중심의 건강 생활을 의미하며, 이는 해야 할 일과 집중해야 할 일 그리고 건강을 위해 자신과 한 약속들로 나타난다.

예를 들어 친구들과의 식사, 자녀와 함께 서점 가기 등의 약속은 매우 중요하다. 하지만 자신의 건강을 먼저 돌보아야 다른 사람들과 유대와 사랑을 나눌 수 있으므로 신체적 건강을 먼저 회복하는 것이 첫 번째 역할임을 잊지 말아야 한다. 암을 이겨내는 사람들에게 소중한 것이란 무엇인가? 매일 규칙적으로 운동하기, 균형 잡힌 식사 하기, 의사 처방에 따라 정기 검진하기 등은 암 치료가 끝난 이후에도 암의 재발을 막고 건강을 회복하기 위해 해야 하는 소중한 습관이다.

나의 삶에서 중요한 건강을 챙기기 위해서 우선순위에 따라 변화가 필요한 것들은 어떤 것들인가? 소중한 것과 그렇지 않은 것들은 어떤 것인지를 먼저 정하고, 위임할 수 있는 업무 목록과 가족이나 친구, 직장 동료들의 명단을 작성해본다. 이렇게 할 때 무엇을 먼저 해야 할지를 알 수 있으며 건강 사명서에 기술된 목적들을 달성할 수 있을 것이다.

2. 구체적인 건강 주간 계획을 짜라

건강 주간 계획을 세울 때에는 건강 다이어리에 큰 돌을, 즉 가장 중요한 것을 위한 시간을 우선 배분한다. 큰 돌을 먼저 넣어야 작은 돌들도 모두 넣을 수 있다. 예를 들어 주 5회 운동하기가 큰 돌이라면 월요일부터 금요일까지 혹은 주말 등 주간 일정에 '운동하기'를 먼저 써넣는다. 그리고 시간을 많이 할애하지 않아도 되는 활동(예: 영화 예매, 시장 보기 등)을 나머지 일정에 배분한다. 구체적인 주간 계획을 위해 언제, 어디서 그리고 얼마 동안 건강 활동을 할 것인지를 작성한다. 운동으로 예를 들면, 월요일부터 금요일까지 집 근처 학교 운동장을 30분씩 빠른 걸음으로 걷는 운동을 할 계획을 세운다.

3. 일일 계획을 세워라

주간 계획에 따라 일일 계획을 세울 때 우선 오늘의 예정된 일정을 점검한 다음 현실적으로 할 일 리스트를 우선순위대로 작성한다. 구체적으로 월요일부터 금요일까지 아침 6시에 일어나 집 근처 공원에서 30분씩 빠른 걸음으로 걷는 운동을 할 계획을 세운다.

운동 계획의 예시

언제? 화, 수, 목, 토, 일요일

어디서? 공원이나 스포츠센터

어떤 운동? 빠르게 걷기

어느 정도의 강도? 땀이 나는 정도부터 약간 숨이 차지만 말을 할 수 있는 정도

얼마나? 준비 운동으로 스트레칭 10분, 빠르게 걷기 30분씩, 마무리 운동 10분

| 소중한 것을 먼저 실천한 스티브 잡스 |

스티브 잡스는 여러 번의 상실과 좌절 속에서도 자신이 가장 사랑하는 것이 무엇인가를 생각하며 다시 일어섰다. 그는 죽음의 문턱까지 가본 이후 하루 하루를 마지막이라고 생각하며 어떤 것이 가장 소중한 일인지를 판단하고 이를 실천하기 위해 노력했다. 바로 습관 3, '소중한 것을 먼저 하라'를 직접 실천한 것이다. 그는 틀에 얽매이지 않고 자신만의 길을 개척하기 위해 대학을 중퇴하고 컴퓨터 개발회사 애플을 설립했다. 그는 어려운 가운데서도 오히려 그 상황을 이용하여 아이디어를 창출하고 성공했다. 17세 때, '하루 하루를 인생의 마지막 날처럼 산다면, 언젠가는 바른 길에 서 있을 것이다.'는 경구에 감명 받은 잡스는 그 후 50세가 되도록 매일 아침 거울을 보면서 자신에게 묻곤 했다. 스티븐 잡스는 애플을 창립하여 매킨토시를 만들었으나, 자신이 만든 회사에서 떠나야만 했다. 애플사에서의 비참한 해고 조치도 그를 꺾지 못했다. 잡스는 해고 당시를 회상하며 이렇게 말했다. "당

시에는 몰랐지만, 애플에서 해고당한 것은 제 인생 최고의 사건임을 깨닫게 됐습니다. 그 사건으로 저는 성공이란 중압감에서 벗어나서 초심자의 마음으로 돌아가 자유를 만끽하며, 내 인생 최고의 창의력을 발휘하는 시기를 가질 수 있었습니다."

그는 애니메이션 <토이스토리>의 원형이 되는 <틴토이>를 만들어 아카데미상 단편 애니메이션상을 수상하기도 했다. 잡스는 2006년에 월트 디즈니의 이사회 임원이 되었으며, 죽음에 이르기 전까지 애플의 회장을 맡았다. 2004년에 췌장암을 앓고 있다는 사실이 언론에 처음 공개되고 2009년에는 간 이식 수술을 받았다. 그러나, 암 진단과 시한부 선고를 받고 나서 매일 인생의 마지막 날이라면 자신이 진실로 중요하다고 생각하는 일이 어떤 것인지를 결정하고 이를 실행했다. 애플에서 해고당했다가 다시 재기에 성공했듯이 죽음에 직면함에도 불구하고 그는 도전적 태도로 아이팟, 아이폰, 아이패드, 아이클라우드 등 꾸준히 새로운 제품들을 출시했다.

그는 스탠포드대학 졸업 축하 연설에서 인생의 중요한 순간마다 '곧 죽을지도 모른다'는 사실을 명심하는 것이 가장 중요한 도구가 되었다고 말했다. "외부의 기대, 자부심과 자만심, 수치스러움과 실패에 대한 두려움들은 '죽음'을 직면했을 때는 모두 떨어져 나가고, 오직 진실로 중요한 것들만이 남기 때문입니다. 죽음을 생각하는 것은 무엇을 잃을지도 모른다는 두려움에서 벗어나는 최고의 길입니다. 여러분이 지금 모두 잃어버린 상태라면, 더 이상 잃을 것도 없기에 본능에 충실할 수밖에 없습니다." 암을 이겨낸 사람들의 7가지 습관 중 세 번째인 '중요한 것부터 먼저 하라'를 생각나게 하는 말들이다.

그는 췌장암이 재발해 건강이 악화되었고 결국 우리의 곁을 떠났다. 건강 이상설이 나도는 가운데 스티브 잡스는 2011년 2월 17일 저녁 실리콘밸리 레드우드에서 열린 버락 오바마 미 대통령과 실리콘 밸리의 IT리더들과의 만찬에서 비록 뒷모습이지만 건재한 모습을 보였다. 또다시 2011년 6월에는 '아이클라우드'라는 서비스를 직접 소개했다. 불치의 암일지라도 그는 결코 정신적으로 무너지지 않았으며 전 세계인에게 그리고 암 환자들에게 강한 희망을 줄 수 있었다. 이제 그는 세상을 떠났지만, 죽음에 직면했으면서도 도전적인 목표와 중요한 것을 우선시하는 태도가 그의 삶을 더 가치롭게 했다.

| 일하면서 건강 관리를 해온 유선주 |

6년 전 유방암 진단을 받은 유선주 씨는 '소중한 것을 먼저 하기'를 중요시 했다. 일이 있어야 하루가 즐겁고 성취감을 느낄 수 있어서 건강에도 좋다고 생각해 직장 생활을 계속 했다. 또한 건강을 챙기고자 하는 의욕 역시 함께 생겨 건강 관리도 철저히 했다. 그녀는 '나는 환자'라고 생각하면서 일을 하지 않는 것은 도움이 되지 않는다고 생각했다. 그녀는, 어떤 것을 해야 된다는 강박에 쫓기지 않고 스스로를 관리하는 것이 무엇보다 중요하다고 강조한다. 운동의 목표를 세우고 실천하면서, 그것을 이루기 위해 애쓰는 과정에서 몰입을 경험했다고 한다. 그녀는 적극적이고 도전적인 삶을 사는 것이 필요하다고 말한다. 혼자 괜히 불안함에 쫓겨서는 안 되고 의료진을 전적으로 신뢰하는 것이 중요하다고 전한다. 그녀는 매일 가게에서 일하며 손님들에게 좋은 말을 해주는 것을 봉사라고 생각했다. 암 진단 후에도 일

과 건강 관리의 균형을 유지한 그녀는 말한다. "소중한 것에 대해 먼저 자신만의 목표와 계획을 세우고 그것을 이루고자 하는 의지가 중요하다."

| 일일 계획을 세우고 이를 철저히 지킨 김지영 |

원래부터 목표의식이 강하고 운동을 철저히 해왔던 김지영 씨는 암 진단을 받은 후에도 이를 게을리 하지 않았다. 주 2회(화, 목) 수영, 주 2회(수, 금) 에어로빅, 주 1회(주말) 자전거 타기, 수영은 1시간 이내, 에어로빅은 워밍업에서부터 쿨다운까지 1시간 10분, 자전거타기 2~3시간으로 정해놓고, 암 진단 전과 후 차이 없이 건강을 유지하려는 노력을 지속하였다. 그동안 쉼 없이 일한 그녀는 방사선 치료를 받는 중에는 일을 대폭 줄이고, 자신의 건강을 최우선으로 삼아 운동을 꾸준히 하였다. 호르몬 주사를 맞는 시기에 그녀는 불면증으로 고생하였는데, 처음에는 억지로 자려고 노력하였다. 그러던 어느 날 "이것도 좋은 기회다!"라고 생각을 바꿔 "잠이 오지 않으면 그 시간을 활용해 영문법 책을 내자!"고 결심한 후 책을 쓰는 데 몰입하였다. 실제로 그녀의 치료 기간 가운데 영문법 책을 출간했고, 그녀는 이 과정 덕분에 치료 시간이 엄청 빠르게 지나갔다고 회고하였다. 강의 등 일을 직접 할 수는 없었지만 오히려 이 시간 동안 자신이 원래부터 하고 싶었던 것(요리)을 배우거나, 시간을 활용하여 새로운 일에 도전하는 과정을 통해 치료를 성공적으로 극복해낼 수 있었다.

제3부

암 극복과
건강 회복을 위한 대인 관계

상호 의존의 패러다임

  암 극복과 건강 회복을 위한 대인 관계를 돈독히 하려면 암 환자 개인의 건강 회복이 우선되어야 한다. 주도적으로 꿈과 비전을 세워 암 극복과 건강 회복을 우선으로 하는 자세와 의지가 무엇보다도 중요하며, 이는 다른 사람과 좋은 인간 관계를 이루는 기초가 될 것이다. 자신이 먼저 건강해야 가족이나 소중한 사람을 지속적으로 돌볼 수 있기 때문이다.

  평소에 다른 사람에게 불친절하고 신뢰하지 못하며, 약속을 잘 지키지 않은 사람들은 암 치료 과정이나 그 이후의 대인 관계가 원만하지 않을 수 있다. 가족이나 의료진과 말다툼을 하거나 대화가 원만하지 않다면, 정서적으로 위축되고 정확한 정보의 수집과

교환이 제대로 되지 않아 건강 관리가 소홀해지며 결국 건강 악화로 이어질 수 있다.

평소 다른 사람을 무시하거나 독단적인 말투나 태도에 대해 죄책감을 느껴 그러한 행동 때문에 암에 걸린 것은 아닌지 의심하는 환자들이 있다. 가족 중 누군가로 인한 스트레스 때문에 암에 걸렸다고 생각하는 환자들도 있다. 이 경우 가족들이 혹은 사랑하는 사람들이 마음을 모으기가 힘들며 대화가 원만하지 못해 최선을 다하기가 어렵다. 환자가 의료진이나 가족들과 대화를 나눌 때 속단하거나 설교하기보다는 경청하는 것이 좋다. 단지 경청하고 이해하도록 노력하기만 해도 당신이 관심을 가진다는 것을 보여준다.

암을 이겨내는 감정 은행 계좌 예입

감정 은행 계좌는 사람을 처음 만날 때 개설되는 것이다. 이 계좌는 금전 계좌처럼 잔고에서 인출도 되고 예입도 되는데 예입보단 인출이 많아 잔고가 줄어들면 인간 관계에 문제가 발생한다. 감정 은행 계좌의 한 가지 중요한 점은 잔고를 유지하려면 작은 예입이라도 꾸준히 계속해야 한다는 것이다.

가장 가깝게는 가족에 대한 감정 은행 계좌를 생각할 수 있다. 혹시 사랑하는 아내에게 소홀히 하거나 약속을 어긴 적은 없는지, 자녀에게 부정적인 감정을 표출해 마음을 상하게 하지는 않았는지. 그들의 감정 은행 계좌에는 예입보다는 인출이 더 많았을 것이다. 『성공하는 사람들의 7가지 습관』의 각 습관은 대인 관계에서 차원 높게 감정 은행 계좌에 예입하는 원칙과 실행 과정을 제시하고 있다.

다음은 타인과의 감정 은행 계좌에서 발생하는 예입과 인출의 예이다.

예입	인출
친절, 예의	불친절, 무례
약속을 지키는 것	약속을 어기는 것
기대를 충족시키는 것	기대를 저버리는 것
다른 사람 칭찬하기	험담하기, 이중성
진정한 사과	자만, 거만, 오기

특히 암을 이겨내는 과정에서 마음을 다치게 해 이러한 감정 은행 계좌에서 인출하게 될 일들이 생기지 않도록 미리 신경을 쓰는 것이 좋다. 암을 이겨내는 과정에서 감정 은행 계좌를 적립하기 위한 6가지 주요 예입 수단은 다음과 같다.

첫째, 의료진이나 가족에 대한 이해심이다. 그들을 진정으로 이해하기 위해 노력하고 의료진이 중요하게 이야기하는 것을 잘 따른다.

둘째, 인간 관계의 작은 일에 대한 관심이다. 가족이나 의료진, 다른 환자들과의 관계에서의 마음의 상처는 작은 불친절, 하찮은 무례 등 사소한 것에서 비롯된다. 암을 이겨내는 동안 비록 환자이지만, 의료진이나 다른 환자에게 베푸는 약간의 친절과 공손함은 대단히 중요하다.

셋째, 건강 실천 약속의 이행이다. 건강에 대해 책임을 지고 이 약속을 지키는 것은 의료진과 가족들에 대한 중요한 감정 예입 행위이며, 약속을 어기는 것은 중대한 인출 행위이다.

넷째, 건강 실천에 대한 기대의 명확화이다. 만약 당신과 의사 그리고 가족이 당신의 건강 목표와 실천에 대해서 기대가 다르거나 의견 차이가 있다면 건강을 회복하는 데 많은 어려움이 있을 수 있기 때문에 건강에 대한 서로의 기대를 분명히 하기 위해 이를 상의하고 확인하는 용기가 필요하다. 당신의 건강에 대해서 막연한 기대보다는 의료진과 가족들과의 구체적인 건강 사명서를 작성하여 의견 차이를 줄인다면, 암을 극복하고 당신의 건강을 회복하는 데 서로 협력할 수 있을 것이다.

다섯째, 건강 실천에 대한 개인적인 진실성이다. 이는 의료진과 가족 그리고 소중한 사람들에게 신뢰를 주며, 감정 계좌에 많은 예입을 가능케 하는 기초가 된다. 예를 들어 금연을 하겠다고 약속을 했는데도 불구하고 그들이 없는 자리에서 흡연을 한다면, 신뢰를 잃을 것이다. 의료진이나 다른 환자들에 대해서 험담을 한다고 가정하자. 당신은 다른 사람에 대해 앞에서는 좋은 말을 하지만, 돌아서면 악담할 것이라는 사실을 알기 때문에 환자들은 당신을 신뢰하지 않을 것이다. 건강 실천에 대한 일관된 태도와 사람들을 사랑하는 마음을 갖는 것이 신체적인 그리고 정신적인 건강을 회복하는 데 무엇보다도 중요하다.

　여섯째, 진지한 사과이다. 건강 실천 약속을 지키지 못했다면, 의사와 가족들에게 반드시 진지하게 사과를 해야 한다. 비록 건강 실천 약속을 지키지 못했더라도 신뢰의 감정에 대한 커다란 예입은 진지한 사과에서 나온다.

습관 4

상호 이익을 추구하라

대인 관계의 중요성

일부 환자들이 가족과 환자들 그리고 의료진과의 관계에서 이기적인 행동을 보이거나, 대화가 부족하다거나 공격적인 말투를 보이는 경우가 있다. 이러한 행동 때문에 대인 관계에서 불신이 싹트고, 가족의 정성 어린 도움을 받지 못할 수도 있다. 또한, 의사나 간호사, 의료기사 등 의료진과의 관계에도 악영향을 끼친다. 암을 이겨내고 건강을 회복하기 위해서는 가족 그리고 의료진과 협조를 해야 하고 그들의 도움이 절실하다. 신속하게 효과가 나타나는 일회용 진통제나 해열제처럼 한 번의 친절이나 도움으로는 암을 극복할 수 없으며 그들의 지속적인 협조가 필수적이다.

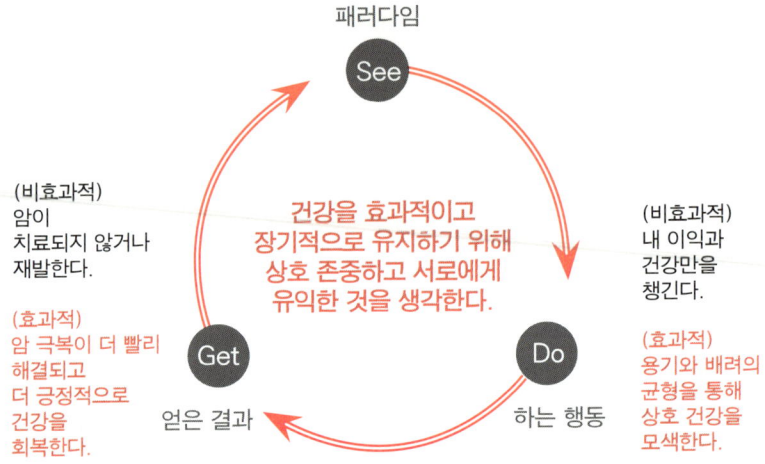

암을 이겨내는 '승/승'적 건강 방식

'승/승'적 건강 방식은 나뿐만 아니라 상대의 건강과 행복을 위한 해결책을 찾으려 노력하는 것이다. 나의 건강 혹은 너만의 건강이 아니라 '우리 함께' 모두 암을 이겨낼 수 있다는 삶의 태도는 항상 제3의 대안을 창조하고 새로운 가치를 만들어낸다. 서로의 과거 건강이 아니라 보다 나은 건강, 즉 더 높은 차원의 건강이 반드시 있다고 믿는 데서 출발한다. 다른 의료진이나 가족 그리고 환자들을 배려해주고 그들이 잘 되기를 바라는 동시에 삶에 대한 책임감을 가지고 자신의 건강에도 이익이 되는 방법을 추구하는 것이다. 환자 자신의 암을 극복하는 과정에서 가족들도 내적으로 성장하고 건강을 챙기게 되고 의료진도 보람을 얻는다.

암을 이겨내는 과정에서 가족 중 누군가가 건강을 상하거나 직장을 잃어 경제적으로 어려운 상황이 되는가 하면 가족의 치료나 교육을 미루는 경우도 있다. 혹은 환자가 치료받는 동안 가족이 정서적인 장애를 겪어 우울증에 걸리는 일이 생기기도 한다. 이러한 상황이 오지 않도록 환자와 가족이 협조해서 함께 어려움을 극복해야 할 것이다. 의료진의 불친절이나 실수로 불만스러운 일이 생겼을 때 이를 표현해서 의료진과의 관계가 악화되는 것은 바람직하지 않다. 문제를 이해하고 바로잡을 수 있는 기회를 만드는 것이 더 현명한 일이다. 내가 자신의 건강에만 집중하여, 가족이나 의료진 혹은 다른 환자의 입장을 고려하지 않는다면, 건강한 삶과 풍요로운 인간 관계를 이룰 수 없다. 이것이 바로 승/승적 건강 방식만이 상호 의존적인 현실에서 유일하고 바람직한 대안인 이유이다.

또한, 남을 기쁘게 하거나 남의 건강을 위해 자신의 건강을 양보하는 '패/승'적 건강 방식은 자신의 건강을 포기하는 것처럼 보인다. 특히 여성들이 가족을 위해 자신이 가진 많은 감정을 마음에 그대로 묻어두는 경우가 있다. 시부모를 모시는 며느리로 순종하며 살아오면서 자신의 감정이나 신념 등을 용기 있게 표현하지 못하고 가족들을 위해 희생한다. 암을 치료하는 동안 자신을 끝없이 억누르기만 하고 감정을 승화시키지 못하는 사람은 결과적으로 자존심이 상하고 대인 관계도 악화된다.

부부간, 부모와 자식간에 서로를 이해하고 직장에서는 동료나

상사의 도움을 청해서 빨리 건강을 회복하는 것이 '패/승'적 건강 방식을 극복하는 것이다. '패/패'적 건강 방식은 자신의 내면에 아무런 방향을 갖지 못하고 의존적인 사람들에게서 주로 나타난다. 스스로를 비참하게 느끼고 건강을 다른 사람들에게 맡기는 수동적인 사람들이다. 치료 과정을 주도적으로 이겨내지 못하고 중도에 포기한다면, 자신만의 불행이 아니라 치료를 담당하는 의료진과 치료를 돕는 가족들까지도 패자가 되는 것이다. 이때는 당신이 가진 영향력의 원에 중점을 두어야 한다. 모두에게 이익을 줄 해결책을 당신이 진정으로 원하고 있음을 상대방이 깨닫기 시작할 때까지 계속 노력해야 한다. 당신의 성품이 더욱 순수해지고, 주도적 수준이 더욱 높아지며, 나아가 진정으로 승/승의 사고에 몰입한다면, 상대방에 대한 당신의 영향력은 더욱 커질 것이고 승/승적 건강을 위한 제3의 대안이 만들어질 것이다.

'승/승'적 건강 패러다임

'승/승'을 위해서는 다른 사람에 대한 배려와 함께 자신의 건강과 모든 이해 당사자들의 건강을 위해 사려 깊고 분별력을 갖춘 용기와의 균형이 필요하다. 또한, 세상에는 사람들의 건강을 위해 모든 것이 여러 사람들에게 넉넉하게 돌아갈 만큼 풍부하게 존재한다는 '풍요의 심리'의 패러다임을 갖는 것이다. 대부분의 사람들은 '부족의 심리'의 패러다임에 깊이 물들어 있다. 그러나, 인생을 경쟁 관계가 아니라 협력 관계로 보는데, 우리의 민속게임인 널뛰기는 이 승-승의 모습을 가장 잘 나타낸다. 즉, 내가 높이

올라갈 수 있으려면 남을 높이 올려주는 노력을 통해서 가능하기 때문이다.

경쟁의 잘못된 태도와 행동들을 초월해 '암'이라는 질병과 '병원'이라는 환경에서 자신 그리고 가족과 의료진들 내면 속에 건강과 긍정적인 발전의 무한한 가능성이 있다는 풍요의 심리를 바탕으로 상호 의존적인 관계를 만들어가야 한다. 암을 이겨내는 사람들은 가족이나, 친지, 친구, 의료진 등 암을 이겨내는 것을 도와주는 사람들과 좋은 관계를 맺음으로써 승-승을 추구한다. 수술이 성공적으로 끝난 후 아직 일어나지 않은 상황에 대해 쓸데없이 많은 걱정을 하면 주변 사람들을 불편하게 만들 수도 있다. 하지만 승-승을 추구하는 사람들은 수술이 성공적으로 끝난 후 그렇게 될 수 있도록 도와준 모든 사람들에게 감사를 표현하고 기쁨을 함께 나눈다.

암을 이겨내는 사람과 가족 그리고 의료진간의 승/승의 정신을 활성화하려면, 환자나 가족의 노력만으로는 부족하다. 병원 시스템의 지원이 필요하다. 의료 환경에서 승/승의 건강 패러다임을 적용하는 데 방해가 되는 장애물들이 어떤 것들이 있는지를 확인하는 시스템이 필요하다. 일반적으로 환자의 암 극복에 대한 열의와 성실성뿐만 아니라 병원의 건강에 대한 정보 제공과 체계적인 교육, 치료에 대한 의사결정에 환자와 가족의 참여, 풍요의 심리에 입각한 병원 직원들의 대화 그리고 이를 지원할 인력 배치와 함께 합리적인 의사결정에 대한 본인 부담금 경감과 같은 정부의 보상 제도 등이 승/승의 건강 원칙을 실현하는데 큰 도움이 될 것이다.

| 승-승을 생각하는 연극배우 이주실 |

연극배우 이주실 씨는 암을 극복하고 지금도 연극을 가르치면서 그것을 자기 자신을 위한 정신적 치유와 타인을 위한 치료의 기회로 삼는다. 1965년 연극배우로 연기에 입문한 그녀는 1993년 유방암 판정을 받은 뒤 긴 투병 생활을 했으며 2002년 연기에 복귀했다. 유방암 절제 수술을 받았고 이미 다른 곳으로 암이 전이되기도 했지만, 그녀는 자신에게 닥친 불행에도 좌절하지 않았다. 당시 이주실 씨는 암 진단을 받고도 쉬지 않고 무대에 올라 감동을 주었다. 다음은 2000년 《원불교신문》과의 인터뷰 내용을 간추린 것이다.

암을 극복한 그녀는 연극이 세상을 보는 눈을 바꿀 수 있기에 연극을 통해 학생들의 인성을 변화시킬 수 있다고 믿었다. 그녀는 자원봉사자로 일했던 경기도 안성의 탈북 청소년을 위한 기숙형 학교에서, 학생들을 대상으로 숙식을 함께하며 연극을 가르쳤다. 그녀는 정말 학생들을 이해하고 학생들의 눈높이에 맞출 줄 알았다. 학생들을 위해 애쓰는 그녀의 노력이 그들을 감동시켜 결국 전교생 78명이 연극에 참여했으며 공연은 대성공으로 끝났다. 그녀는 청소년들의 심리, 언어, 몸짓 어느 것 하나 놓치지 않으려 애썼다. 그 과정을 담아 2010년 논문 「통합예술치료가 탈북 청소년의 외상 후 자아정체성, 자아존중감, 자기통제에 미치는 영향」으로 보건학 박사학위를 받기도 했다.

그가 연극을 통해 궁극적으로 얻고자 하는 것은 세상 보는 눈을 바꿔주는 것이다. 세상은 지루하지 않으며 재미있는 곳이라는 것을 알려주는 것과 집단 내의 조화의 중요성을 일깨워주는 것이다. 내가 저 사람 입장이라면 어떻게 할 것인가를 연극을 통해서 배우라는 것이다.

그녀는 암을 이겨내는 사람들의 7가지 습관 중 네 번째인 '승-승을 생각하라'를 연극을 통해서만이 아니라 암을 이겨내는 과정에서도 실천했다.

| 의료진과의 좋은 관계를 강조한 김흥희 |

2002년 자궁암 진단을 받고 암을 극복한 김흥희 씨는 '의료진과의 관계'의 중요성을 강조한다. 그녀는 암을 차분하고 편안하게 받아들였다. 의료진과의 좋은 관계를 통해 그들로부터 많은 격려를 받을 수 있었다. 김흥희 씨는 긍정적이고 편안하게 마음을 먹고, 운동을 열심히 하며 채식 위주로 식생활을 해왔다. 그녀는 말한다. "무엇보다 암을 받아들이는 마음가짐이 중요하다고 생각한다. 특히 친정어머니가 과거에 병을 앓으신 적이 있어서 굉장히 차분하고 편안하게 암을 받아들인 것이 가장 큰 힘이 되었다." 활동적으로 살아온 그녀는 시골에 살기 때문에 일손이 필요할 때 도와주러 다니면서 용돈도 스스로 벌어 썼다. 암 환자들에게 하고 싶은 말이 어떤 것이냐는 질문에 그녀는 말했다. "의료진을 믿고 따르면서, 긍정적인 마음으로 편안히 받아들이는 것이 중요하다고 생각한다."

| 봉사한다는 마음으로 시어머니와 시숙을 보살핀 현옥순 |

현옥순 씨는 시어머니와 시숙을 모실 수 없는 상황이었다. 그러나, 시댁의 형편상 어쩔 수 없이 그녀가 모시지 않으면 안되었다. 그녀는 큰시숙이 국립병원에 입원해 있어, 6개월에 한 번씩 퇴원을 시켜 열흘씩 모시고 있다가 입원시키는 일을 7년째 하고 있었다. 그녀는 "몸이 안

좋으니깐 안 하려고 처음부터 거절을 했다면 지금보다 더 많이 후회스러웠을 거예요. 아프긴 하지만 최선을 다해서 좋은 것 같아요. 의미도 있고."

친구나 주변 사람들은 자신을 보면 어떻게 그럴 수가 있는지 답답해했다. "그런데 저는 그런 생각 전혀 안 들고 홀가분해요. 왜냐하면 남을 위해서도 봉사를 하잖아요. 한 달에 한 번씩, 일주일에 한 번씩, 봉사하러 다니는 분들을 주변에서 많이 봤어요. 나도 저렇게 봉사하고 싶다는 생각을 항상 했었는데 가족 중 내가 봉사할 대상이 있는 거예요. 저는 그게 고마워요. 6개월에 한 번씩 모셔오고 같이 좀 생활하다가 입원시키고 이러는 것을 7년 동안 했어요. 하지만 항상 새로워요. 처음 하는 것같이." 그녀는 시어머니와 시숙을 모시는 삶을 봉사로 생각했으며 거기서 암을 이겨내는 힘을 찾았다.

그녀는 암 환자들이 환우회 모임을 꾸준하게 나오기를 권했다. "저를 위해서 얘기를 한다는 게 상처가 되는 경우도 있고, 방법을 잘 몰라서 그러는 경우가 많이 있어요. 막 섭섭하게 들리고 그래요. 난데없이 전화해가지고 '누구누구 아는 사람이 있는데 그 사람이 자살을 했다더라.' 그 이야기를 저한테 해줄 필요가 없잖아요. 근데 그런 이야기를 해주는 것은 그 사람은 걱정이 되어서 '그 사람은 저렇게 해서 죽었으니깐 너는 열심히 해서 몸 관리 잘 해라.' 이 소리를 해야 하는데 그걸 할줄 모르니깐 직접적으로 이야기를 그렇게 해버리거든요. 그런 게 굉장히 상처가 되죠. 그건 남편한테 말해도 하소연거리가 안 돼요. 남편이 화만 내지. '그런 사람이 어디 있냐.' 그런데 환우회에 와서 가정에서나 친구들이나 지인들이랑 겪었던 일을 이야기해도 해결은 안

되지만, 자신들도 그런 일이 있었다면서 위로해주고 깔깔거리고 웃으면서 '다른 사람들이 봤을 때는 우리가 외계인 같겠지만 우리가 봤을 땐 그 사람들이 외계인이다.' 하고 웃어넘기고 나면 많이 치유가 돼요." 환우회가 공감하고 서로 승-승할 수 있는 좋은 모델이라고 그녀는 말한다.

| 영향력의 원과 관심의 원을 구분한 김현정 |

김현정 씨는 관심의 원과 영향력의 원을 잘 구분했다. "지금까지는 저도 그렇고 저희 환자들도 모든 문제를 안고 자기가 다 해결하려고 하거든요. 그런데 문제들이 생겼을 때 내가 해결할 수 있는 부분이 있고 해결할 수 없는 부분이 있어요. 내가 모든 문제를 해결할 수는 없잖아요. 근데 '이거는 내가 해결할 수 있는 부분이 아니다. 본인들이 알아서 해결해야 하고, 언제까지 살지는 모르지만 나는 나를 위해서 좀 더 편안하게 살고 죽은 다음에야 자신들이 알아서 할 일이다.'고 생각했다." 그렇다고 만사에 무관심하거나 문제 해결을 위해 아무것도 하지 않는 것은 아니었다.

"언제나 한구석은 걱정이 되기도 하고 마음이 쓰이곤 하지만 그래도 예전처럼은 안 쓰죠. 쓰다가도 '그래, 이건 내 일이 아니야. 내가 그걸 한다고 해서 해결할 수 있는 방법은 없어. 방법이 있으면 내가 가서 해결해주면 돼.' 이런 식으로 마음을 바꿨죠." 하지만 쉬운 일은 아니었다. "어렵고 정말 하기 힘들어요. 생각을 놓는다는 게. 마음 비우기라고 하는데, 잘 안 돼요. 지금도 뭔가 해서 돈 벌고 싶은 게 사람 욕심이고. 그렇다고 누구한테 빌려 쓸 정도는 아닌데. 허송세월 보내는 게 아깝다는 생각이 들어요." 그래도 그녀는 과거와 다르게 자신이 할 수 있는 것과 할 수 없는 것을 선을 긋고 자신이 할 수 있는 일에 우선적으로 집중했다.

습관 5

먼저 이해하고
다음에 이해시켜라

자서전적 반응과 공감적 경청

환자들이 대화할 때 흔히 직면하는 가장 큰 장애들 중 하나는 자서전적 반응이다. 환자가 의료진과 이야기할 때 서로가 자신만의 기준에 따라 반응하는 경향이 있다는 것이다. 즉 환자는 과거에 경험한 것과 자신이 가진 동기에 근거하여, 의료진이 하는 말에 탐색, 해석, 판단한다. 이러한 경향을 자서전적 반응이라 부른다. 이 반응은 상대방과 대화할 때 필터 기능을 하기 때문에 의료진이 말하는 것을 있는 그대로 듣고 보고 존중하지 못한다. 의료진은 진단과 치료에 전문화되어 있어 환자들이 중요하게 생각하는 것과는 달리 본다. 짧은 진료 시간을 효과적으로 환자 진단과 치료에 집중하다보니 환자의 말에 경청할 여유가 많지 않다. 유능

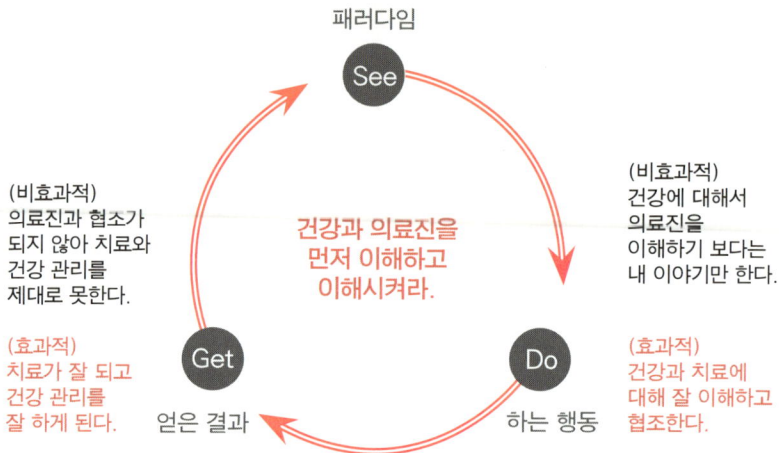

한 의사는 문제를 진단하기 전에 먼저 환자의 말에 귀 기울여 정보를 수집하고, 환자의 욕구, 관심, 그리고 문제를 이해한 다음 진단을 내리며, 환자에게 맞는 치료법을 찾는다. 이것은 모든 전문 직업인들에게 적용되는 중요한 지침이며 우리 생활의 많은 분야에 적용되는 올바른 원칙이다. 그러다 보니 환자들이 중요하게 생각하는 것에 대해서 소홀히 하거나 공감하지 않고 전혀 다른 것에 집중해 환자를 섭섭하게 할 수 있다. 의료진이 환자나 가족들과 더 많은 대화를 하는 것이 필요하겠지만, 의료진이 진료실에서 어떤 것을 원하는지 환자나 가족들이 더 잘 이해한다면 효과적으로 진료 시간을 활용할 수 있을 것이다.

환자와 의료진이 서로 경청하기 위해서는 우리가 사용하는 단어나 말보다 보디랭귀지, 억양, 감정 등이 더 크게 전달된다는 점을 이해해야 한다. 단어나 말로 의사소통되는 것은 7%에 불과하고, 대부분 어조, 억양, 음성, 보디랭귀지를 통해 표현된다. 본래 듣는다는 것은 귀로 들리는 것뿐만 아니라, 눈과 마음을 동원하여 정성스러운 마음으로 듣는 것을 의미한다.

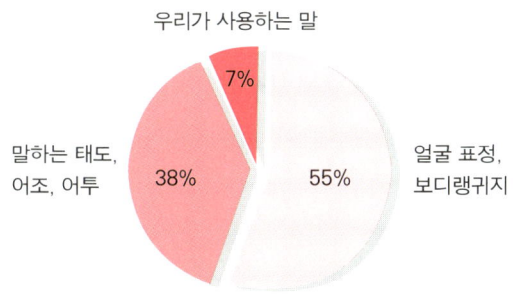

의료 환경에서 제대로 듣기 위해서는 공감적 경청이 필요하다. 공감적 경청이란 상대방이 한 말을 재정리한 내용과 함께 말하는 사람의 감정을 반영해 자신의 말로 정리해주는 것이다. 공감적 경청을 할 때에는 듣는 기술도 필요하지만 진정으로 상대방을 깊이 이해하고자 하는 마음이 훨씬 중요하다. 그래야 제대로 들을 수 있을 뿐만 아니라 상대방의 진실한 속마음을 이해할 수 있다. 이런 공감적 경청은 의료진에게 더 필요하지만 환자에게도 크게 도움이 된다. 의료진이나 가족을 잘 이해하기 위해 적절한 질문을 하고 자신의 의견을 용기 있고 확실하게 전달하는 것 역시 의료진이나 가족을 이해시키는 데 중요한 요소이다.

의료진이나 가족과의 공감적 경청 기술을 익히기 위해 다음의 순서에 따라 노력해보자.

첫 번째, 의료진이나 가족의 이야기를 적극적으로 듣고 내용을 흉내 내는 것으로, 무슨 말을 하는지 듣는 초기 단계의 기술이다.

두 번째, 의료진이나 가족으로부터 들은 이야기의 내용을 재구성해서 표현한다. 이 단계는 상대의 이야기를 이해하는 데 더 효과적이지만, 여전히 언어적 대화 수준이다.

세 번째, 당신의 우뇌를 작동하여 의료진이나 가족의 감정을 나타내는 것이다.

네 번째, 의료진이나 가족들로부터 들은 내용을 재구성하고 그들의 감정을 표현하는 것이다. 이처럼 우선 의료진이나 가족들로부터 들은 이야기의 내용을 이해해서 재정리하고 그들의 감정을 이해하고 표현하는 방법이 가장 효과적인 경청 방법이다. 이제 다음과 같은 형식에 따라서 공감적 경청을 표현해보자.

공감적 경청의 요소

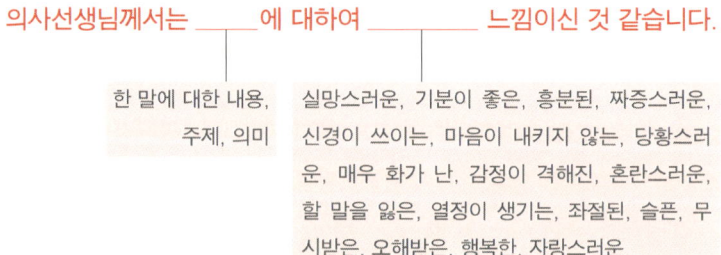

의료진과의 관계

환자들은 자신의 지금 있는 모습 그대로를 이해 받고 존중 받기를 원하듯이 의료진도 마찬가지이다. 의료진들과 좋은 관계를 유지하려면, 먼저 의료진을 깊이 있게 이해하려고 노력한 다음, 문제점을 진단하고, 이해시키는 것이 효과적인 커뮤니케이션의 열쇠이다.

 의료진과의 공감적 경청은 내 기준에서가 아닌, 의료진의 관점에서 듣는 것이다. 의료진의 감정을 반영해 자신의 말로 정리해보면 의료진을 진심으로 이해하게 된다. 치료나 약 복용과 관련해서 오해할 수 있는 사항에 대해서는 정확하게 질문하고 내가 이해한 바를 표현해서 올바르게 이해하고 있는지를 의료진에게서 확인받는 것이 좋다. 또한, 평소 궁금한 내용이 있었지만, 막상 물어볼 때는 생각이 나지 않고 나중에 후회하는 경우가 많다. 질문할 내용을 미리 메모해 의사를 만났을 때 보여준다면 놓치지 않고 답을 얻을 수 있을 것이다. 용기를 가지고 의료진에게 내 이야기를 적절하게 전달하는 것은 그들을 이해시키는 데 매우 중요한 요소이니 질문하는 것을 두려워하지 말자.

 의료진과 병원 직원들은 많은 환자들을 상대하다 보면, 짜증나는 일들이 많을 것이고 반복되는 업무에 시달려 삶이 건조해지고 무덤덤해질 수 있다는 사실을 환자와 가족들은 이해해야 한다. 그들이 절대 악의가 있어서는 아니지만, 혹시 아무런 생각 없이 하는 말들이 환자 입장에서는 무척 서운하게 들릴 수 있다. 또한, 의료진과 병원 직원들에 대해서 험담을 주고받는 것은 불신을 초래할 수 있고 결과적으로 협조가 잘 안 되어 원만한 치료가 이루어지기 어려울 수 있다.

무엇보다도 의료진과의 신뢰 관계는 치료 과정이나 성과에 매우 중대한 영향을 미친다. 당연히 의료진과 병원 직원들이 환자에게 친절해야 하고 약속을 잘 지켜야 하겠지만, 그렇지 못할 경우라도 오히려 이해하고 긍정적으로 칭찬함으로써 그들의 마음을 따뜻하게 하고 그들 역시 삶의 기쁨을 느낄 수 있도록 상황을 반전시킬 필요가 있다.

'관심 기울이기' 연구의 대가로 꼽히는 하버드 대학의 랭거(Ellen Langer) 교수는 자료를 복사하기 위해 줄 서 있는 사무실 직원들 사이에 끼어드는 실험을 했다. 짐짓 새치기를 하려고 밑도 끝도 없이 "제가 당신 앞에 끼어도 되겠습니까?"라고 물었을 땐 거절당했다. 그런데 "중요한 자료를 복사해야 하는데 제가 당신 앞에 끼어도 되겠습니까?"라고 물었을 때는 허락을 받았다. 그러나, 더 중요한 것은 끼어드는 이유보다도 끼어들기 위해 양해를 구하는 행위 자체가 영향을 준다는 것이다. 상대의 선의 혹은 배려심을 자극하는 것이 무엇보다도 긍정적인 효과를 보인다. 의료 환경에서도 의료진의 관심과 선의를 끌어내어 협조를 받을 수 있도록 긍정적 사고의 전환을 도모할 필요가 있다.

'가는 말이 고와야 오는 말이 곱다'는 말이 있듯이 환자와 가족들이 의료진과 그를 지원하는 직원들에게 미소와 따뜻한 말로 호의를 베풀다 보면, 더욱 즐거운 치료 과정이 될 것이다.

가족들과의 관계

암을 이겨내는 과정에서 가족들간에 마음을 다치지 않도록 미리 신경을 써야 할 것이다. 신체적·정신적으로 혹은 경제적으로 아무리 어려운 상황이 생기더라도 가족들의 사랑을 확인하고 위로의 말을 나눔으로써 암을 함께 극복할 수 있는 끈을 단단히 해야 한다. 그들 역시 나처럼 암이라는 고통스러운 상황에 처해 있다. 신체적으로는 통증과 피로, 불면증 등으로 매우 고통스럽고, 감정적으로는 불안과 우울 등으로 불안정한 상태이며, 경제적으로는 많은 의료비 부담으로 힘들어 하는 상태이다. 평소와는 달리 매우 예민한 상태에 있다 보면, 조그마한 자극에도 화를 내기 쉽다.

연구에 따르면, 암 환자보다 간병하는 가족의 우울증이 더 심하다고 한다. 가족들은 환자를 돌보느라 몸과 마음이 지쳐 있고, 경제적인 어려움도 해결해야 할 뿐만 아니라, 나머지 가족들도 보살펴야만 하기 때문이다. 그럼에도 불구하고 그들의 어려움을 호소할 곳도 들어줄 사람도 없다. 환자도 물론 힘들겠지만, 자신을 위해 고생하는 가족들의 고통도 이해하고 감사와 격려를 해준다면 그들은 더욱 힘을 내 환자를 돌볼 것이다.

다른 환자와 가족들과의 관계

암을 이겨내는 과정에서 의료진과 병원 직원 이외에도 다른 환자와 그 가족 등 새로운 사람들을 많이 만나게 된다. 그들 역시 나와 나의 가족처럼 암 투병이라는 고통스러운 상황에 처해 있다. 자라온 환경과 생활 조건이 다르며 습관과 유전적 특성도 같을 수 없는 데다가 질병도 달라 치료도 반응도 각양각색이다. 그러므로 환자들끼리 혹은 그들의 가족끼리 상대방이 전달하고자 하는 메시지를 정확하게 파악하지 못하는 경우가 종종 있다. 특히 평소와는 달리 암이란 매우 예민하고 어려운 상황에 있다 보면, 조그마한 자극에도 화를 내고 오해하기 십상이다. 같은 어려움에 처해 있는 가족들끼리 서로에 대한 이해와 신뢰가 이루어지도록 노력해야 한다. 공감적 경청을 통해 진정으로 상대를 이해하기 위한 공감적 경청은 신체적으로나 정신적으로 상당한 안정감을 줄 수 있다. 의료진과 가족, 그리고 다른 환자들 사이에 높은 수준의 신뢰가 쌓이면 서로의 마음을 더욱 활짝 열기 시작할 것이고, 인간적 역학 관계가 그 어떤 기술적 차원보다 더욱 중요하게 환자의 치료 성적을 향상시킬 것이며 만족도와 삶의 질을 높일 것이다.

의료진과의 대화

환자와 가족들은 의료진으로부터 이해 받기를 바란다. 이 욕구는 아마 모든 인간의 가장 근원적인 욕구일 것이다. 암 환자와 가족들이 검사 받고 투병하는 과정에서 서로로부터, 의료진이나 병원 직원들로부터, 혹은 직장동료로부터 많은 상처를 받고 눈치를 보며 마음을 졸일 수 있다. 비록 환자이기는 하지만 인간적인 측면에서 평가되거나 판단되지 않고 있는 그대로의 모습으로 이해 받고 존중 받기를 원한다. 환자는 가족들에게 짐이 되는 것 때문에 마음마저 어둡다. 가족들은 환자를 간병하다 보니 친구를 만나거나 취미를 즐기는 등 사회적 활동을 할 수 없어 우울하기만 하다.

또한, 의료진은 실수나 의료사고를 피하기 위해 전문적인 판단과 정확한 의사결정을 해야 하는 부담을 안고 있다. 병원 직원들은 고통 속에 있는 환자와 가족들을 상대하느라 육체적으로나 정서적으로 지쳐 있을 수 있다. 의료진과 대화할 때 그들에게 질문하고 관심사가 무엇인지 들어보라. 그들과 한결 더 좋은 관계를 맺을 수 있을 것이다. 환자나 가족은 의료진의 마음을 이해하는 것이 싶지는 않겠지만, 진실로 그들의 말에 경청하고 공감해준다면 그들은 쉽게 마음을 열 것이다. 환자와 가족들은 의료진의 내면 깊숙이 일어나는 현상을 재빨리 알아차리고, 문제점을 정확히 파악하고, 이해해줌으로써 협조를 끌어낼 수 있다.

먼저 경청하여 이해하는 것은 쉽지 않은 일이다. "오늘은 무척 힘들어 보이십니다."라고 성급히 서둘러서 말해서는 안 된다. "오늘 기분 좋은 일이 있는 것 같군요"와 같이 보다 긍정적인 표현이 더 바람직하다. "많은 환자들을 만나느라 무척 힘드시죠?", 혹은 "오늘은 환자들이 많아서 지난번보다 더 바빠지신 것 같습니다. 그래도 환자들이 선생님께 다들 감사해합니다."와 같이 의료진이 힘든 상황에 처해 있다는 것을 공감하고 칭찬해주는 것도 좋다.

풍요와 배려가 담긴 대화

어떤 사람은 의학적인 관점에서, 또 어떤 사람은 경제적 관점에서 문제를 볼 수도 있다. 환자와 가족 혹은 의료진의 입장에서 질병을 바라볼 수 있다. 한 사람은 풍요의 심리를 패러다임으로 가지고 있으나, 다른 사람은 부족의 심리를 패러다임으로 가질 수도 있다. 병에 걸리고 치료하는 과정에서 환자와 가족들은 고통으로 삶이 비참해질 수 있다. 그 비참함은 육체적인 것에 머물지 않으며, 정신적·경제적으로 혹은 사회적으로 삶을 황폐하게 만들 수 있다.

암의 치료 과정에서는 여러 가지 문제점, 일치되지 않은 견해, 나쁜 여건, 그리고 다른 사람들의 비협조적인 태도와 같이 관심의 원에 해당되는 것들이 많다. 그러나, '관심의 원'에 집중하다 보면, 불필요하게 자신의 에너지를 소모시키게 되며 별로 바람직하지 못한 결과를 가져올 수 있다. 하지만 우리가 통제할 수 있는 '영향력의 원'에 에너지를 집중시키면, 다른 사람들을 정말 깊이 이해하게 된다. 가족, 친구, 친지들, 직장 동료들 모두 환자를 대신해 업무를 부담해야 하는 어려움을 겪고 있다는 것을 공감할 수 있다. 이렇게 되면 우리는 함께 암을 치료하는 데 필요한 정확한 정보를 갖게 되고, 문제의 핵심을 재빨리 파악하게 되며, 감정 은행 계좌에 예입시키게 될 뿐만 아니라, 나아가 가족과 동료들이 효과적으로 나를 돕도록 필요한 심리적 공기를 불어넣어 줄 수 있게 된다.

| 먼저 듣는 것을 실천한 랜디 포시 |

랜디 포시는 췌장암으로 사망하기 전, 『마지막 강의』를 남겨 큰 감동을 준 인물이다. 그는 브라운 대학교와 카네기멜론 대학교에서 인간과 컴퓨터 상호 작용·가상현실 분야를 전공한 컴퓨터공학 교수로 재직했다. 카네기멜론 대학교 종신교수로 재직하던 중, 2006년 9월 췌장암 진단을 받았으나 회복이 불가능한 것으로 판정되어 2007년 여름, 교수직을 사퇴했다. 카네기멜론 대학교는 그에게 마지막 강의를

제의했고 그는 '당신의 어릴 적 꿈을 진짜로 이루기'라는 제목으로 강의를 했으며, 이는 녹화되어 인터넷 등으로 퍼지면서 세계적으로 유명해졌다.

그는 마지막 강의에서 다음과 같이 말했다. "여러분들이 보고 있는 것은 바로 나의 췌장에 있는 종양덩어리들입니다. 의사는 앞으로 내가 3~6개월 정도밖에는 살 수 없다고 하더군요. 난 한 손으로 팔 굽혀 펴기를 할 정도인데도 말입니다. 하지만 손에 든 카드의 패를 바꿀 수 없다면 어떻게 해야 하겠습니까? 남은 일은 그 패를 어떻게 가지고 놀 것인가 하는 것뿐이죠!!" 우울함이라고는 찾아볼 수 없는 탁월한 말솜씨와 유머감각으로 그는 청중에게 감동을 주었다. 강의 마지막 부분에서 아내를 강단으로 불러내 생일 축하 노래를 부르고 파티를 해주며 어린 세 아이를 남겨놓고 가는 한 아버지의 가장 진솔하고 솔직한 마음을 전했다.

그의 강의에 대해 《월스트리트 저널》에서는 "일생에 한 번 들을까 말까 한 강의"라고 극찬했다. 이 시대를 살아가는 젊은 사람들에게 깊은 감동을 주었던 그의 사연은 『마지막 강의』라는 책으로도 출간되어 큰 인기를 모았다. 결국 상태가 악화되어 2008년 7월 25일 만 47세로 세상을 떠났으며 삶에 대한 끊임없는 사랑과 긍정, 자신에 대한 소중함과 가치를 일깨워주었다. 미국에서는 2007년 11월 19일을 '랜디 포시의 날'로 정하여 '미국에서 가장 건강하게 죽어간 사람'으로 기억하고 있다.

랜디 포시 교수는 대인 관계의 중요성에 대해서 강조했다. "당신이 뭔가를 망쳤다면 사과하세요. 사과는 끝이 아니라 다시 할 수 있는 시작입니다. 자신보다 주변 사람에게 집중하세요. 그만큼 삶이 풍요로워집니다. 감사하는 마음을 보여주세요. 감사할수록 삶은 위대해집니다. 완전히 악한 사람은 없어요. 모두에게서 좋은 면을 발견하세요. 가장 어려운 것은 듣는 일. 사람들이 당신에게 피드백을 해줄 때 그것을 소중히 여기세요. 거기에 해답이 있답니다." 그는 자신이 처한 현실을 인정하고 이해하며 그 안에서 자신이 할 수 있는 일을 찾았다. 랜디 포시 교수는 내면의 소리를 찾고 강의를 통해 다른 사람들에게 자신의 꿈을 이룰 수 있는 동기를 심어주었다. 그의 삶은 '끝을 생각하며 시작하라'처럼, 방향을 잃지 않고 목표를 위해 노력하면 결국은 이루어진다는 것을 어린 시절의 꿈을 이루는 과정을 통해 보여주었다.

| 가족의 입장에서 먼저 생각한 김숙자 |

김숙자 씨는 2003년 5월 유방암을 진단받았다. 그녀는 환자라고 해서 가족에게 어리광을 피우지 말아야겠다고 결심했다. 가족이 항상 자신보다 더 힘들다는 생각으로 살았다. 그녀는 "그래서 항암치료를 받는 와중에도 일어나서 아침식사를 준비했고, 언제나 화장하고 준비된 모습으로 가족을 대하고자 노력했다. 이것이 큰 힘이 되었다."라고 말했다. 특별히 운동을 한 것은 없지만, 항암 치료를 받을 때는 일어나기도 힘든데 어떻게든 활동적으로 움직이고자 했으며 공원을 걷는 것을 일주일에 세 번씩 꼬박꼬박 했다. 항암 치료 과정에서도 하던 일을 계속했다.

"두세 번 항암 치료를 받다가 더 이상 받지 못하는 분들이 많은데, 저는 빠짐없이 치료를 받았어요. 그 이유가 바로 소고기를 기름을 다

뺀 것을 익혀서 매일 먹었기 때문인 것 같다."라고 그녀는 식사의 중요성을 강조했다. 의료진과의 관계도 중요시해서 친절한 의사의 이끌어줌이 큰 도움이 되었다고 한다. 세일즈 분야 일을 해서, 언제나 목표량이 있었고 그것을 해내기 위해서 최선을 다한 그녀는 말한다. "살다 보면 불만스럽거나 나쁘게 보이는 것이 한두 가지가 아니지만, 항상 감사하는 마음으로 살다보면 이겨낼 수 있습니다. 언제 죽을지는 모르겠지만, 자신을 사랑하고 매사에 감사하는 마음으로 내가 가진 모든 사랑을 다른 사람에게 나눠주렵니다."

| 의사 선생님의 말씀을 전적으로 신뢰하고, 희망을 주는 언행을 유지한 김상권 |

정기 신체 검사에서 암 판정을 받은 후부터 회사에서 인수인계를 하고 수술을 마칠 때까지 김상권 씨 주변에는 민간요법을 권유하는 사람들이 많았다. 그러나 그는 자신의 수술 담당 의사와 종양 내과 의사의 지시를 믿고 수용하기로 마음먹고, 이를 자신의 삶 속에서 실천하려는 노력을 지속하였다. 처음에 그는 유치원생처럼 걸음마부터 운동을 시작하였다. 매일 조금씩 걷기를 늘려서 체력과 면역력을 키워나갔고, 식단은 채식 위주로 매일 3시간에 한 번씩 소식을 하였으며, 정신적 고통을 이겨내기 위해 독서와 명상의 시간을 갖고 "나는 나아질 수 있다는 신념으로 종교 활동을 계속 유지하였다." 이때 김상권 씨가 중요하게 생각했던 것은 자신의 병을 낫게 하려는 의료진의 말을 적극적으로 경청하는 것과 가족들을 포함하여 많은 사람들을 만날 때 희망을 주는 긍정적인 언행을 유지하는 것이었다. 암 수술 후 6개월이 지

나고 나서 김상권 씨는 응급실 자원 봉사를 시작하여 거동이 불편한 환우를 도우면서 오히려 자신의 심신이 활력을 얻는 것을 경험하였으며, 더 많은 환우들에게 도움이 되고자 적극적으로 교육 및 봉사 활동에 참여하고 있다.

습관 6

시너지를
활용하라

시너지란?

　시너지란, 전체가 각 부분의 합보다 더 크다는 것을 의미한다. 두 판자를 하나씩은 부러뜨리기 쉽지만, 두 개의 판자를 한꺼번에 부러뜨리기는 힘들어 2배가 아닌 몇 배의 힘이 필요하다. 서로 다른 두 식물의 뿌리가 서로 엉켜서 강한 바람이 불어도 지탱해주는 힘이 되어 견딜 수 있으며 주위의 토양을 더욱 비옥하게 해 서로 잘 자라는 것은 자연의 대표적인 시너지이다.

　우리 주변 생활 속의 시너지는 흔히 볼 수 있다. 우리나라 고유 음식인 비빔밥을 예로 들어보자. 비빔밥은 시너지를 내는 대표적인 요리이다. 비빔밥은 여러 가지 재료들이 골고루 들어가 맛을 다양하고 새롭게 낼 수 있다. 밥에 각종 나물·고기·고명·양념 등을 넣어 참기름과 고추장으로 비비면 각 재료들이 잘 어우러져 깊고 훌륭한 맛을 내는 음식이 된다. 이것이 바로 시너지이다.

오케스트라나 밴드, 남녀가 가정을 이루는 것 등도 모두 시너지의 좋은 예이다. 오케스트라 역시 여러 연주자들이 지휘자의 지휘에 따라 각자의 재량을 발휘함으로써 새로운 화음을 만들어 감동을 준다. 한 남자와 한 여자가 힘을 합해 아기를 낳아 화목한 가정을 이루는 것 역시 시너지라 볼 수 있다. 의사와 간호사, 의료기사, 사회복지사, 영양사, 약사, 그리고 일반 행정직원이 한 마음 한 뜻으로 각자가 맡은 역할에 최선을 다해 환자를 돌봐 환자들의 병을 치유하는 것도 시너지이다.

시너지는 더 좋은 결과를 얻기 위해 여러 사람이 함께 일할 때 생긴다. 시너지란 다름의 가치를 인정하고 사람들과 협동함으로써 우리가 기대하는 결과를 만들어내는 데 도움을 얻는 것이다. 특수한 환경인 병원이라는 곳에서 시너지가 일어나기 위해서는 반드시 다른 직종의 사람들 간의 정신적 · 감정적 · 심리적 차이점들을 먼저 인정해야 한다. 차이점을 인정한다는 것은 다양성을 받아들이고 나와 다른 시각을 이해하고 존중한다는 의미이다.

의료 환경에서의 시너지

환자와 가족 그리고 의료진은 서로의 시각을 존중하여 서로가 옳을 수 있다는 가능성을 인정하지 않는다면 시너지를 낼 수가 없다. 진단과 치료의 의사 결정에는 의료진과 환자, 가족이 함께 참여하여 이루어진다. 의사 결정 과정에서 서로 의견이 쉽게 일치

되는 경우가 대부분이지만, 치료 효과나 부작용 혹은 의료 비용 등에 대해서 가치관이 달라 가끔 의견이 다를 수 있다. 어느 한쪽이 옳다는 것이 아니라 겸손하게 서로의 입장이 다를 수 있다는 점을 인정하고 제3의 대안이 있다는 사실을 믿고 한계를 극복하기 위해 노력할 때 창조적인 시너지가 일어날 수 있다.

우리 몸의 각 부분들은 전체의 일부분이고 각각은 서로 관계를 맺고 있으며, 또 그 부분들이 합쳐져 생명을 유지시키는 역할을 한다. 암을 이겨내기 위해서는 신체의 여러 장기들이 각자의 기능에 맞게 최고의 역량을 발휘하며 서로에게 최대의 촉매 작용을 해야 한다. 백혈구는 면역성을 키워 암 세포를 이겨내야 할 뿐만 아니라 세균의 감염으로부터 몸을 지켜내야 한다. 적혈구는 각

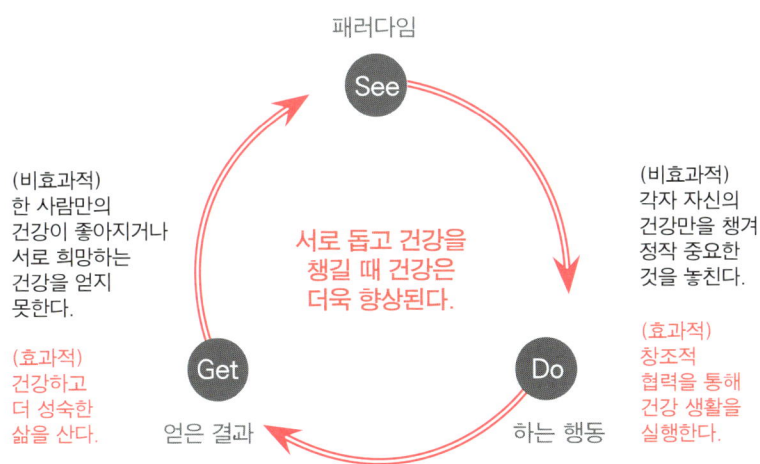

정상 세포들에게 필요한 산소를 전달해서 각 세포의 기능을 원활히 발휘할 수 있게 한다. 간은 해독 작용을 통해 독성 물질들로부터 몸을 지켜주며, 신장은 몸에서 만들어진 노폐물을 걸러내어 배출하는 역할을 담당한다. 위와 소장 그리고 대장은 우리 몸에 필요한 영양 성분을 소화해서 흡수함으로써 각 세포들에게 유지하고 재생할 수 있는 영양분을 공급한다. 폐와 같은 호흡 기관은 몸에서 발생한 이산화탄소를 배출하고 산소를 흡수하는 기능을 수행한다. 이와 같이 다양한 장기들이 각자의 역할을 완벽히 수행해 인간의 생명을 유지하는 시너지를 내고 있다.

병원에서는 의사, 간호사, 의료기사, 사회복지사, 영양사, 약사가 함께 환자의 암을 치료하기 위해 의사의 지휘 아래 최선을 다해 자신의 능력을 발휘함으로써 환자의 건강을 회복시키는 시너지를 내고 있다. 환자, 가족 그리고 의료진의 시너지의 핵심은 서로의 입장 차이를 존중하는 것이다. 함께 암을 극복하는 시너지를 내기 위해서는 환자나 의료진이 서로 신뢰하고 긍정적인 태도를 가지는 것이 좋다. 문제를 지적하기 보다는 의료진의 말을 경청하면서도 궁금할 때는 자신의 생각을 용기 있게 표현함으로써 좋은 방안을 모색할 수 있어야 한다. 환자나 가족들이 일단 의료진과의 진정한 시너지를 경험하고 나면, 마음을 넓혀 암을 극복하고 건강을 회복할 수 있는 길을 알게 된다.

| 공감과 경청의 시너지를 맛본 K씨 |

사무직으로 종사하던 K씨는 결혼하여 아들 둘을 둔 여성으로 유방암을 진단받았다. 처음에는 눈앞이 캄캄했지만, '우리 애들을 위해서 뭔가를 하고, 애들에게 최선을 다하고 가야겠다'는 생각에 적극적으로 치료를 끝내고 바로 직장 생활을 했다. 상식적으로 아직 몸이 덜 나은 사람이 밖에서 경제활동을 한다는 것은 무리였지만, K씨는 본인이 밖에서 사회 생활을 해야 하는 이유를 너무 잘 알고 있었다. 처음에는 우울했지만, 다시 직장 생활을 바쁘게 하다 보니 고민하고 우울할 틈도 없이 7년이 어느새 훌쩍 흘러갔다.

치료가 끝나고 난 후 그녀에게도 어려움이 있었다.

"거의 대부분의 사람들이 '나는 암 환자'라고 주위 사람한테 힘들다고 말하면 '에이 뭐가 힘들어?'라는 반응을 보이는 거예요. 제가 너무 밝게 위장하고 살았나 봐요. 사실은 너무 지치고 많이 힘든데, '너는 다 잘하잖아. 환자가 아니야.' 환자가 아니라는 단어 하나에 제가 많이 제가 쇼크를 받고 우울했었어요. 항암 치료와 방사선 치료를 끝내고 나서 그때는 누군가가 나를 위로해줬으면 좋겠는데 몰라주더라고요."

그러나, 그녀는 같은 경험을 공유한 사람들과 함께 교육을 받으면서 서로의 고통을 이해하고 공감하면서 외로움을 극복할 수 있었다. 물론 자신도 다른 환자들의 상처를 치유해주는 역할을 했다. 핵융합처럼 공감의 시너지가 나타났다.

"서로 공감해주고, 이해해주고, 따뜻하게 배려해주고, 그럴 때 정말 큰 감동을 받았어요. 거기 가니깐 저보다 나이가 많은 분들도 계시고,

저보다 어린 분들도 계시지만 뭐든지 다 이해해주고 공감을 해준다는 거 그게 좋았어요. 우리가 많이 힘들고, 힘들게 살아왔고, 앞으로도 힘들겠지만, 왜 힘이 드는지 찾을 수 있게끔 그걸 전부 가르쳐주고 깨우쳐주시더라고요. 그랬을 때 저는 한 부분도 놓치고 싶지 않았어요."

누군가의 이야기를 들을 때 그 사람의 입장이 되어 공감해주기란 정말 어렵다. 온 신경과 마음을 그 사람에게 모아야 가능한 일이다. 같은 경험을 공유한 사람들이 한 자리에 모여 함께 상처를 어루만지고 지난날에 대해 토로하자 서서히 응어리가 풀렸다. 아파봤던 사람들의 따뜻한 언행이 그녀 마음 깊은 곳에서 큰 감동을 이끌어냈다. 그녀가 아팠던 것은 지인들이 건넨, 겪지 않은 일에 대한 속단 때문이었는지도 모른다.

건강이 회복된 후 K씨는 교회에 나가서 노인들의 이야기를 듣는다. 그 사람이 왜 힘이 드는지 스스로 알게끔 유도를 하고 그 사람의 이야기를 듣는 것에 소질이 있다고 했다. 그리고 그 사람이 마음의 짐을 내려놓고 편해지고 행복해지면 K씨에게도 그 행복한 마음이 전해지기 때문에 세상에 부러울 것이 하나도 없다고 했다.

"교회의 어르신들은 정작 당신들의 말을 들어주는 사람이 없더라고요. 저는 어떤 때는 한 시간씩 열심히 들어드려요. 그러면 할머니들은 속이 시원하시대요. 제가 생각해도 참 잘했다 싶어요. '아 그러세요? 아 그러세요?' 하면 별거 아닌데 30분에서 한 시간 정도 함께 있었는데도 할머니들은 너무너무 답답했던 응어리가 다 풀리시나봐요. '너무 감사하고 너무 좋아' 그러세요."

K는 예전에 대화를 하면 60, 70%를 본인이 얘기하고 대화의 흐름

을 주도하는 편이었다. 그런데 교육을 받고 나서 다른 사람의 이야기를 더 잘 들어주기 시작했다. 말하는 것을 20, 30%로 줄이고 타인의 이야기를 이끌어내는 데 더 비중을 둔 것이다. 그러자 사람들이 K씨를 만나려고 하고 본인들의 얘기를 털어놓았다.

"'너랑 이야기하고 나면 너무 편해 우리 다음에 또 만나자.' 그런 이야기를 많이 들어요. 나이 차이에 상관없이 '이모랑 있으면 너무 좋아~ 이모 다음에 밥 먹자' 그러기도 하고 어르신들은 '아유~ 새댁 다음에 우리 병원에서 만나자'라고 하세요. 그리고 친구들은, '야 요즘 너 많이 변했어. 너랑 있으면 답답한 가슴이 시원해져. 너 시간 언제 나니?'라면서 저를 찾고요."

위의 사례처럼 K씨는 스스로가 변하자 세상도 변하는 것을 몸소 체험했다.

"살면서 '내가 행복하려면 내가 변해야 되겠다'고 생각했어요. 제가 교육을 받고 서서히 세상에 대한 눈을 뜨기 시작하니깐 보이더라고요."

그녀는 마음가짐을 새롭게 하고 대화법을 바꾸자 사람들이 자신을 필요로 하기 시작했고 자신감도 생겼다. K씨는 공감과 경청의 실천을 통해 함께한 사람들과 시너지를 냄으로써 기쁨과 보람을 느낀 것이다.

| 적극적으로 환우 모임, 의료진과의 모임에 참여한 엄영란 |

7년 전 암 진단을 받고 먼저 항암 화학 요법 후에 수술을 받은 엄영란 씨는 치료 후 6개월마다 정기 검진을 하면서 환우 모임(이대 목동 자

조 모임)에 적극적으로 참여하였고, 봉사 활동과 정기 산행을 즐겼다. 그녀는 환우 모임뿐만 아니라 의료진과의 모임에도 즐거운 마음으로 참여하였다. 봄과 가을에는 의료진과 함께하는 야유회를 즐겼고, 핑크 마라톤, 세계 암 엑스포에도 두 차례나 참여하였다. 이렇게 자신과 비슷한 상황에 처한 환자들과 만나 서로의 심정을 나누고, 봉사 활동을 통해 보람을 얻으며, 타인에게 힘을 주는 과정에서 엄영란 씨는 시너지를 얻을 수 있었다. 이뿐만 아니라 의료진과의 모임과 암 환자를 위한 대회에도 적극 참여함으로써 건강에 유용한 정보를 지속적으로 얻을 수 있었고, 스스로를 철저히 건강 관리할 수 있도록 지속적인 끊임없는 자극을 받았다.

제4부

지속적인
건강 관리

습관 7

끊임없이
쇄신하라

우리의 신체(Body), 정신(Mind), 마음(Heart), 영혼(Spirit)은 황금알보다 훨씬 더 소중한 우리의 인생을 생산해내는 생산 능력이다. 암을 극복하고 건강한 삶을 위해서는 신체적·정신적/지적·사회/감정적·영적 4가지 차원에서 끊임없이 건강을 관리하여 각 차원들의 균형을 잘 유지해야 한다.

신체적 차원은 우리의 몸을 균형 잡힌 영양 섭취, 적절한 운동과 휴식 등으로 건강하게 하는 것이다. 또한, 암을 극복하고 건강을 회복하기 위해 책을 읽고 새로운 지식을 습득하며 사색을 통해 삶을 정리하고 인생 계획을 수립하여 정신적 차원을 쇄신한다. 중요한 인간 관계를 맺고 있는 사람들의 감정 은행 계좌에 지속적으로 예입을 함으로써 사회/감정적 차원을 재충전한다. 영감을

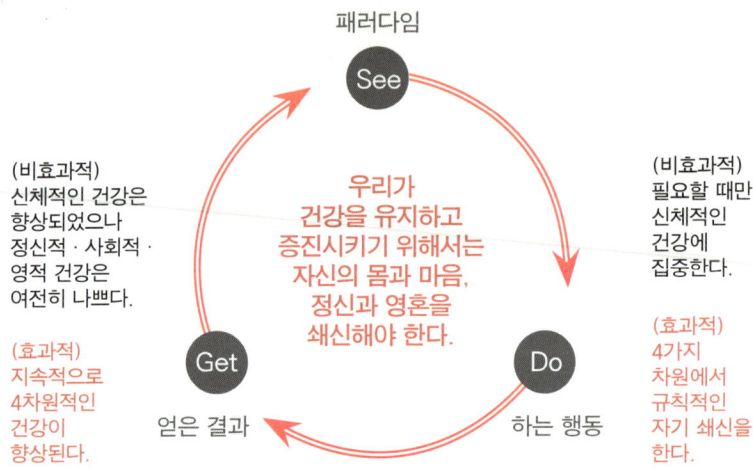

주는 책을 읽거나, 명상을 하거나, 기도를 하거나, 자연에서 시간을 보냄으로써 영적 차원을 쇄신한다.

　이러한 4가지 차원을 규칙적으로 재충전하게 되면 화학에서 몇 가지 원소들을 합성하면 물로 변화하듯이 우리의 내면에 불이 붙으면서 비전, 열정, 모험심 등이 생겨난다. 자기 쇄신은 우리의 성장, 변화, 그리고 지속적인 개선 등을 상향식 나선방향으로 향상시켜주는 원칙이다. 우선 1가지 습관에 초점을 맞추는 것으로 시작하는 것이 중요하다. 그리고 자신의 '영향력의 원' 안에서 지금 당장 할 수 있는 가장 중요한 일이 무엇인지 결정하고 실행해 나가보자. 제2의 천성, 즉 습관이 되어 자연스럽게 행해질 때까지,

반드시 주도적으로 해야 한다. 건전한 의미에서 중독이 될 때까지 노력해야 한다.

7가지 습관의 실천이라는 씨를 뿌린 사람은 대단히 효과적이고 행복한 삶이라는 결실을 거둘 것이다.

인간의 4가지 욕구와 능력의 충족

이런 욕구의 핵심은 '살며, 사랑하며, 배우고, 유산을 남기는 것'이란 구절 속에 잘 표현되어 있다. 암을 이겨내 살고자 하는 욕구는 의식주와 경제적 풍요, 건강 같은 신체적 욕구다. 사랑하고자 하는 욕구는 암 치료 과정에서 다른 사람들과 인간 관계를 맺고 소속감을 가지며, 가족과 친구들, 의료진들과 사랑하고 사랑받으려고 하는 사회적 욕구다. 배우고자 하는 욕구는 암을 이겨내는 과정을 통해 발전하고 성장하려고 하는 정신적 욕구다. 유산을 남기고자 하는 욕구는 암을 극복하는 과정을 통해 삶의 의미와 목적을 찾으며 이웃과 사회에 공헌하려고 하는 영적 욕구다.

- 당신은 활력이 넘치는 신체적 조건을 유지하는가?
- 다른 사람들과 풍요로운 인간 관계를 맺고 있는가?
- 지속적으로 배우고, 성장하고, 새로운 관점을 얻고, 새로운 기술을 습득하고 있는가?
- 당신은 삶의 분명한 방향과 목적에 대한 생각을 가지고 있는가?

| 4차원의 건강 균형과 시너지를 낸 루돌프 줄리아니 |

루돌프 줄리아니 전 뉴욕 시장은 암투병의 고통을 인내하고 글쓰기를 통해 정신적인 차원의 쇄신을 이루었다. 또한, 전립선암에 걸렸다는 수치심과 주위 사람들의 조롱과 모욕 등 어려운 상황에서도 낙심하지 않고 마음을 다스리며 자신의 원칙대로 삶을 만들어 나가는 감정적 차원의 쇄신을 이루었다. 뿐만 아니라 투병하느라 그의 직업 정치인 생활을 접어야 했지만 철저히 계획된 성공적인 치료를 통해 지금도 왕성한 활동을 펼쳐 나가는 신체적 쇄신에도 소홀히 하지 않았다.

9·11테러 당시 뉴욕 시장이었던 루돌프 줄리아니는 뉴욕에서 검사로 활약하였고, 특히 마피아 조직을 소탕하여 명성을 떨쳤다. 이를 계기로 정계에 입문하게 되어 1993년 뉴욕 시장에 재도전하여 당선되었다. 시장에 취임한 후 검사로 재직한 경력을 살려 뉴욕의 심각한 범죄 문제를 적극적으로 해결하여 그의 시장 재직 중 범죄율이 크게 떨어지는 성과를 올리기도 했다.

2000년에는 민주당의 힐러리 클린턴에 맞서 뉴욕 주 연방상원의원 선거에 출마하기로 했으나, 부인과의 이혼 문제, 그리고 전립선암으로 상원의원 도전을 포기하고, 시장직에 전념하기로 하였다. 루돌프 줄리아니는 그의 시장 임기 말인 2001년 9월 11일 세계 무역 센터가 테러 공격을 받아 자칫 혼란에 빠질 뻔한 9·11 현장을 탁월한 리더십으로 진두지휘하여 2001년 《타임》지가 선정한 '올해 최고의 인물'로 선정되기도 했다. 그러나 당시 그는 전립선암을 선고 받은 상태였다. 국가적 비상사태와 함께 암 선고라는 개인적 위기를 동시에 맞았던 줄리아니는 뉴욕을 구한 영웅일 뿐만 아니라 암과의 전쟁에서도 자신을 지켜낸 사람이었다. 그는 철저한 치료 계획을 통해 방사선 치료를 받았고, 전립선암을 극복하였다. 그는 이 모든 혼란을 잘 수습하고 강력한 리더십을 보여주어 뉴욕뿐 아니라 전 세계적으로 큰 존경을 받은 가운데 2001년 말 임기를 마치게 되었다. 이를 계기로 그는 미국의 유력한 대통령 후보로 거론되기도 했으나 예비선거에서 저조한 득표율을 기록해 후보를 사퇴하고 존 매케인을 지원하였다. 위기를 극복하는 리더십의 대명사 줄리아니의 전립선암 극복과 9·11테러 위기 이야기는 암 선고로 고통 받는 환자들에게도 큰 극복의 희망이 되고 있다.

그러나 성공적인 치료의 이면에도 고통은 있었다. 자신의 저서 『줄리아니의 리더십』을 통해 줄리아니는 전립선암을 치료하며 죽음의 공포에 떨었던 것과, 의료진에게 자신의 환부를 보여주어야 한다는 수치심에 괴로워했다는 것을 고백했다. 힘겨운 투병 과정으로 정치생활을 잠시 접어야 했을 만큼 고통을 겪었던 줄리아니였지만 각종 기금 등 전립선암과 관련된 사회적 이슈에도 많은 관심을 보여주어 전립선암 환자들에게 힘이 되어주고 있다.

그는 『줄리아니의 리더십』에서 다음과 같이 말하고 있다.

"리더십은 단지 회사를 운영하는 것이 아니다. 이 같은 원리는 삶의 위기를 극복하는 데에도 사용할 수 있다. 나는 전립선암에 걸렸을 때 낙심해 며칠간 자리에 몸져누워 있었다. 그러나 내가 이러한 위험 신호를 받았고, 아직 손쓸 수 있는 상황이었다는 것을 알고 나서 운이 좋았음을 깨달았다."

조직이나 팀이 성공한 이유로 기회와 경제 상황, 팀원들과 팀워크, 자원과 시기, 친화력과 행운 등 많은 것이 거론된다. 이런 요인들의 역할도 무시할 수 없지만, 모든 훌륭한 조직에서 발견된 공통점 하나는 훌륭한 리더십이다. 그는 다음과 같은 위기 관리 5대 리더십 원칙을 적용했다.

원칙1 강한 신념을 가져라.
원칙2 낙관론자가 되라.
원칙3 용기를 보여줘라.
원칙4 철저히 준비하라.
원칙5 팀워크를 활성화하라.

| 몸과 마음을 지속적으로 쇄신한 강미근 |

2001년 12월 유방암 진단을 받고, 수술 받을 때와 검진을 위해 병원 갈 때를 빼고는 자신이 유방암 환자라는 사실에 대해 거의 생각하지 않고 살았다. 교통사고를 당하면 팔과 다리를 절단하는 경우도 있는데, 자신이 암 때문에 유방을 절제한 것은 별게 아니라는 생각을 많이 했다. 그래서인지 오히려 암을 통해 감사하는 마음을 가지게 되었고, 인생의 터닝 포인트 같다고 느껴졌다.

그녀는 댄스스포츠와 관련해서 다음과 같은 경험을 말했다.

"내가 '댄스스포츠를 해서 나아야지'라고 느끼는 게 아니라 그냥 그 운동 자체에 집중을 할 수 있었다. 음악을 들으며 즐거워하다 보니까, '병에 걸렸으니 운동을 해야 해' 혹은 '운동을 위해 등산을 해야지' 라는 생각은 거의 하지 않았다. 유방절제술 이후 손을 쓰는 데에 어려움이 있었으나 댄스스포츠에 집중하다보니, 다행히 별 무리 없이 움직일 수 있게 되었다. 그러다 어느 순간 내가 손을 자유롭게 올렸다 내렸다 할 수 있다는 것을 깨닫게 되었다."

그녀는 암 치료를 이겨낼 수 있었던 것은 "긍정적인 마음을 가졌기 때문이다."라고 강조한다. 소심한 마음은 병을 극복하는 데 큰 도움이 되지 않는다. 자신을 관리하는 것이 굉장히 힘들었지만, 오히려 긍정적인 마음을 가지고, 활동적으로 살아야겠다는 다짐으로 암을 이겨냈다.

| 환자라는 생각을 하지 않으려 애쓴 서동숙 |

6년 전 자궁암을 진단받은 서동숙 씨는 신체적 · 정신적 · 정서적 그리고 영적 쇄신을 지속적으로 해왔다. 그녀의 남편은 그녀가 큰 병을 갖고 있다는 생각을 하지 않도록 옆에서 많이 도와주었으며 정신적으로 굉장히 편안하게 해주었다. 그전에는 일에 치여서 건강 관리에 소홀한 적이 많았지만, 진단 이후에는 다시 한번 건강 관리에 대해 생각하게 되면서 잘 이겨낼 수 있었다. 시골에 사는 서동숙 씨는 부녀회장직을 맡아 사람들을 많이 만나고 봉사도 하며 열심히 살 수 있었다.

시골이기 때문에 자급자족이 가능해 음식을 직접 수확하여 먹었다. 외식은 거의 안 하고 기호식품을 먹지 않았다. 그렇다고 특별히 채식을 하기 보다는 그냥 자연식 위주로 많이 섭취했으며, 소박한 음식을 많이 먹었다. 밭도 가꾸고 바다에 나가 일도 했지만, 힘들면 안 된다고 해서 예전보다 일은 좀 줄였다. 겨울에는 일이 없어 운동에 초점을 맞추고 삶을 부지런히 살아왔다. 그녀는 말했다.

"내가 환자이긴 하지만 그런 생각을 하지 않으려 하며 마음의 안정

> 을 찾았어요. 차츰차츰 습관이 되니까, 옛날과 거의 똑같이 생활할 수 있었습니다."

다음은 암을 이겨내는 사람들에게 필요한 신체적·정신적·사회적·영적 영역의 쇄신을 위한 건강 관리법을 소개한다.

신체적 영역

1. 운동

운동은 치료 후의 건강뿐만 아니라 치료 중인 환자들에게도 매우 도움이 되는 것으로 알려져 있다. 운동을 하게 되면 치료 후 회복에 도움이 될 뿐만 아니라 암의 재발을 막고, 생존율을 높일 수 있다. 암 환자와 생존자들을 대상으로 운동의 효과를 검증한 많은 연구들에서 운동은 신체적인 건강을 좋게 할 뿐만 아니라 우울과 불안을 감소시키고, 전반적인 삶의 질도 향상시키는 것으로 나타났다. 운동이 가져다 주는 효과는 어떤 것들이 있을까?

- 잠을 잘 잘 수 있다.
- 근력과 체력을 유지하거나 증가시킬 수 있다.
- 기분이 좋아지고 편안해진다.
- 일상 생활(장보기, 목욕 등)을 더욱 쉽게 할 수 있다.
- 자신감이 커진다.
- 만성 질환이 예방된다.
- 활동적으로 변한다.

- 가족이나 친구와 함께 운동을 하면 관계가 좋아진다.
- 몸이 유연해진다.
- 식욕이 좋아지고 소화가 잘 된다.
- 힘들이지 않고 계단을 오르내릴 수 있게 된다.
- 면역력이 좋아진다.

현재 암 환자에게 권하는 운동은 일반인의 성인병 예방 차원에서 혹은 심혈관 기능이 향상될 수 있도록 하기 위해 권장하는 것과 다르지 않다. 등산, 달리기, 빠르게 걷기, 요가, 수영 등 유산소 운동을 중등도의 강도로 주 5회, 하루 30분 이상 하도록 권장한다. 중등도 강도란 기분좋게 등에 땀이 나는 정도부터 숨은 차지만 말을 할 수 있는 정도 사이의 강도를 말한다. 최근에는 중등도 강도의 유산소 운동을 주당 150분 정도 하도록 목표를 단순화해서 제시하기도 한다. 그러므로, 평일에 운동을 자주 하기 힘든 경우에는 150분을 목표로 평일에 부족한 운동을 주말에 보충하는 것도 좋다.

운동을 처음 시작하는 초보자의 경우에는 한 번에 30분 이상 운동하는 것이 무리일 수 있다. 이럴 때에는 한 번에 10분씩 세 번을 할 수도 있고, 10분씩 늘려가는 것이 좋다. 운동을 시작할 때는 준비 체조 등 스트레칭 운동을 하고 마칠 때는 서서히 체온을 낮추도록 마무리 운동을 하는 것이 좋다. 무엇보다도 암 환자가 운동을 하기 위해서는 다음의 몇 가지 사항을 주의해야 한다. 운동하기 전, 반드시 체크해보세요!

- 심한 빈혈이 있는 경우 회복될 때까지 운동을 삼간다.
- 백혈구 수치가 감소되어 면역 기능이 약해진 경우에는 정상으로 돌아올 때까지 체육관과 같은 공공 장소를 피한다.
- 혈소판 수치가 10만 이하로 저하된 경우 부딪히거나 부상당하지 않도록 운동을 피하는 것이 좋다.
- 가슴에 통증이 있는 경우, 혹은 어지럽거나 시야가 흐려질 때에는 즉시 운동을 중단하고 의사의 진료를 받는다.
- 방사선 치료를 받고 있는 경우에는 염소에 의한 피부 자극을 방지하기 위해 수영장을 피한다.
- 말초 신경 장애가 있는 경우에는 근육이 약화되고 균형 감각이 떨어질 수 있기 때문에 걷기 운동보다는 고정 자전거 운동이 좋다.
- 조절되지 않는 고혈압이 있는 경우에는 적절한 약물 치료를 통해 혈압이 안정될 까지는 운동을 중단한다.
- 심한 골다공증이나 뼈 질환이 있거나, 뼈에 전이가 된 경우, 노인, 관절염, 말초 신경 병증이 있는 경우에는 균형 감각이 저하되어 있고, 낙상이나 부상의 위험이 높으므로 운동을 삼간다.
- 카테터를 삽입하고 있는 경우에는 감염되지 않도록 물을 피하고, 저항 운동으로 인해 카테터 위치가 잘못 이동되지 않도록 해야 한다.

2. 식이

식사는 매일매일 빠지지 않고 해야 하는 우리 삶의 일부분이다. 이러한 반복적인 행동에 문제가 있다면 그 '문제'들은 쌓여서 '위험'이 될 것이고, 결국 우리의 건강을 위협하게 된다. 따라서 균형 잡힌 식사는 삶에서 매우 중요한 부분이라 할 수 있다. '바르게 먹는다'는 것은 건강한 음식을 골고루 즐겁게 섭취하는 것을 의미한다. 특히 균형 잡힌 식사를 하는 것은 치료 때문에 겪을 수 있는 여러 가지 부작용을 완화시켜주고 감염의 위험을 감소시켜주며 치유와 회복을 빠르게 해준다.

균형 잡힌 식사를 통해 다음과 같은 이익을 얻을 수 있다.

1 | 균형 잡힌 식사는 영양소 부족이나 과잉으로 인해 생길 수 있는 건강상의 문제점을 막아줄 수 있다.

우리 몸에 필요한 영양소를 제대로 유지하지 못하는 경우에는 영양소 부족증이 나타난다. 이를 잘 충족시키려면 균형 잡힌 식생활을 유지해야 한다. 한편 지방이나 탄수화물의 과잉 섭취는 과체중이나 비만을 야기하며, 비만은 암의 재발이나 2차 암 발생의 위험률을 높이고, 생존율을 낮출 수 있으므로 유의해야 한다.

2 | 균형 잡힌 식사로 건강 체중을 유지할 수 있다.

최근 연구에 의하면 암 치료 후의 과체중이나 비만은 좋지 않은 예후를 보인다. 건강 체중이란 사망률이 가장 적고 건강한 상태를 유지하게 하는 체중을 말한다. 암 생존자가 과체중 또는 비만일 때 체중을 감소시키는 것은 암 재발의 위험을 감소시키고 다른 만성 질환의 발병 위험도 줄인다. 그러나 비만뿐만 아니라 저체중 또한 사망률의 증가와 관련이 있다. 건강 체중 유지, 운동, 건강식 섭취 등이 암 진단 후 전반적인 건강과 생존율을 향상시켜줄 뿐 아니라 암 발생 위험을 감소시킬 수 있다. 따라서 건강 체중을 유지하는 것이 중요하다.

3 | 규칙적인 식사로 신체 리듬을 유지할 수 있다.

우리 몸은 아침, 점심, 저녁 하루에 세 번 식사하는 것에 적응되어 있다. 식사를 거르거나 시도 때도 없이 음식을 섭취하는 것은 우리 몸의 신체 리듬을 깨는 것이다. 가능한 정해진 시간에 식사를 하도록 한다.

4 | 충분한 열량 섭취를 통해 생활을 더욱더 활동적으로 이끌 수 있다.

활발한 신체 활동을 위해서는 충분한 열량이 필요하다. 균형적인 식사를 통해서 우리 몸에 필요한 열량뿐만 아니라 여러 가지 필요한 영양소들을 섭취할 수 있다.

5 | 균형 잡힌 식사는 암 이외의 다른 질병들의 발병도 낮춰준다.

최근 연구 결과에 의하면 채소, 과일, 식이섬유의 섭취를 늘리고 지방 섭취를 줄인 식사 요법을 한 사람들에게서 암 이외의 질환으로 인한 사망률이 낮은 것을 보였다. 균형 잡힌 식사는 암뿐만 아니라 당뇨, 고혈압, 소화기계 질환 등의 다른 질병들의 발병도 낮출 수 있다.

6 | 균형 잡힌 식사는 삶의 질을 향상시켜준다.

균형 잡힌 식사를 한 암 생존자들은 그렇지 못한 생존자들에 비해 신체적·정신적 기능 상태가 향상되었고, 통증이 낮은 것으로 나타나 전반적으로 삶의 질이 좋았다. 그리고 음식을 골고루 섭취한 생존자들이 그렇지 않은 암 생존자들에 비해 우울 성향이 낮다. 최근 연구 결과들은 균형 잡힌 식사가 암 생존자들의 삶의 질을 향상시켜 줄 수 있음을 강조한다.

암 환자는 다음과 같은 식사 원칙을 지키도록 노력한다.

1. 아침, 점심, 저녁을 규칙적으로 식사한다.
2. 반찬은 골고루 먹으며 매끼 단백질 반찬을 충분히 먹는다. 고기나 생선이 싫다면 대신 달걀, 두부, 콩, 치즈 등을 먹는 것도 좋다.
3. 야채와 과일을 하루 다섯 접시 정도 먹는다. 면역력이 저하된 경우에는 주스나 통조림으로 먹는다.
4. 금기사항이 아니면, 물은 컵으로 여덟 잔, 하루 2리터정도 마신다.

3. 금연

금연을 함으로써 얻게 되는 이득은 어떤 것이 있을까?

1 | 신체적 효과

- 후각이 돌아와 음식 맛도 좋아진다.
- 암 치료 효과가 상승되며 암으로부터 회복이 빨라진다.
- 암 재발이나 사망의 위험이 줄어든다.
- 후두암, 폐암, 위장관암, 방광암 등 흡연 관련 2차 암에 걸릴 위험이 줄어든다.
- 숙면을 취할 수 있어 아침에 개운하게 일어날 수 있다.
- 여러 심혈관계 질환(협심증, 심근 경색, 뇌졸중, 말초 혈관 질환 등)과 여러 폐 질환(만성 기관지염, 폐기종 등의 호흡기 질환)의 위험이 낮아진다.

2 | 경제적인 이득

담배를 사는 데 드는 비용을 절약함으로써 불필요한 지출을 줄일 수 있다. 예컨대 하루에 한 갑씩 흡연하는 사람이 금연을 한다면 1년 뒤에는 90만 원, 5년 뒤에는 450만 원, 20년 후에는 1,800만 원을 절약할 수 있으며 복리로 계산하면 훨씬 큰 돈을 절약할 수 있다. 또한 빠른 회복으로 직장 생활을 할 수 있어 경제 활동력이 좋아진다.

3 | 사회적인 이득

주위의 비흡연자와의 대인 관계에 도움이 될 수 있다. 암 치료 후 계속 흡연을 할 경우 몸이나 옷, 자동차, 집 안에서 담배 냄새로 인해 주변 사람들의 호감도가 떨어질 수 있다. 반면에 암 치료 후 금연을 하면 건강하게 보이므로 사회 생활이 좋아질 수 있다.

담배를 끊기 위해서는 우선, 담배를 피우고 싶은 상황을 만들지 않는다. 집을 금연 구역으로 만들고 재떨이를 없애며 세차를 한다. 담배 냄새가 나는 의복과 커튼, 깔개 등을 세탁하고 치아 스케일링을 하며 민트향 치약으로 양치질을 한다. 물통을 항상 가지고 다니며 물을 자주 마시거나 껌을 씹는다. 또한, 생활 속에서 받는 스트레스를 줄여야 하며 음주량을 줄인다. 화가 나거나 스트레스를 받는다면 산책을 하여 기분을 푼다.

흡연자가 있는 곳을 갈 때 "비흡연자입니다." 혹은 "이제 더 이상 담배를 피우지 않습니다."라고 말하는 연습을 통해 미리 어떻게 대처할지 계획을 세운다. 그리고 비흡연자나 금연에 성공한 사람들과 자주 시간을 갖는다. 그리고, 잘하고 있는 자신을 스스로 칭찬한다. 불안과 초조 등 금단 증상이 있는 경우에는 니코틴 패치나 껌을 이용한다.

4. 절주

음주로 인해 발생하는 암으로는 구강암, 인두암, 후두암, 식도암, 간암, 대장·직장암 및 여성 호르몬의 변화로 인한 유방암 등이 있다. 이러한 음주는 암 진단 후에도 지속적으로 건강에 나쁜 영향을 미친다. 암으로 진단된 남성 14,578명을 대상으로 조사한 결과 암에 걸리기 전부터 음주를 많이 하던 사람들은 비음주자에 비해 암으로 인해 사망할 확률이 25~85% 정도 높았다. 특히 두경부암, 식도암, 간암 환자의 경우 일주일에 124g 이상의 알코올을 마시는 경우(매일 20도 소주 2잔 이상 마시는 것에 해당) 사망 위험이 증가하는 것으로 나타났다. 또한, 국내 연구를 통해서도 새로운 2차 암 발생의 위험도 증가하는 것으로 나타났다. 따라서 암환자는 치료 동안이나 그 이후에 지속적으로 절주를 해야 한다. 절주는 대부분 술자리에 참석하고 분위기에 휩싸이게 되면서 실패할 수 있다. 가능한 음주가 있는 회식을 피하고 어쩔 수 없이 회식에 참석했을 때는 먼저 "술을 못 마신다"고 말하는 것을 부끄럽게 생각하지 말고 용기 있게 표현해야 한다. 또한, 항상 스스로 지켜야 할 선을 지킬 필요가 있다.

정신적 영역

마음의 안정을 위해 자신의 사고를 조절하고, 올바른 습관 형성을 위해 노력할 때 정신적 쇄신을 이룰 수 있다. 다음은 미국 암생존자연합회(NCCN)에서 제작한 「환자를 위한 스트레스 관리(Distress treatment guidelines for patients(2005))」를 참조한 것이다.

1. 암을 처음 진단 받았을 때

처음 암을 진단 받은 후에 현실을 직시하고, 자신의 상황을 빠르게 수용하는 것이 암에 대처하는 데 도움이 된다. 암이라는 사실을 바꿀 수 없다면, 주도적으로 헤쳐나갈 필요가 있다. 상황을 회피하려는 수동적인 환자에 비해 자신의 인생이 망가지게 하지 않겠다는 적극적인 태도를 지닌 환자들은 정서적 스트레스가 적고, 우울한 감정을 덜 느낀다. 치료 기간이 길어 긴장감이 오래 유지될 때에는 유머와 웃음이 도움이 된다. 웃을 때 뇌에서는 근육의 긴장을 풀어주며 기쁨을 느끼게 하는 화학 물질이 나온다. 미소 역시 스트레스를 잊게 하는 방법 중 하나이다. 이렇게 스스로 노력했는데도 정신적 고통이 심하다면 타인에게 도움을 요청할 필요가 있다.

2. 우울과 슬픔이 느껴질 때

암 환자들은 치료 과정에서 우울함을 많이 경험하는데, 우울한 감정이 들 때에는 이에 휩쓸리기보다는 이러한 생각이 드는 원인이 무엇인지 살펴보아야 한다. 그것이 부정적인 생각 때문이라면 생각의 방향을 재빨리 바꾸는 것이 좋다. 그 원인이 신체적인 원인으로 인한 것일 때에는 나를 힘들게 하는 상황이 무엇인지 알아차리고 몸을 쉬게 해주며, 충분한 영양을 공급해주어야 한다.

우울을 몰아내는 자신만의 방법을 찾아내는 것도 도움이 된다. 많은 사람들이 이완 요법(명상 또는 심호흡)을 통해 도움을 받았다. 특히 심호흡은 우울뿐 아니라 불안과 긴장, 분노 등 여러 가지 부정적인 감정을 다루는 데 매우 효과적인 방법이다.

3. 죄책감이 느껴질 때

암의 원인을 과거 잘못의 결과로 생각하고 자기 자신을 책망하는 것은 어리석은 일이다. 많은 사람들이 과거 자신의 잘못된 생활습관으로 인해 암에 걸렸다는 생각 때문에 괴로워하지만 과거를 원망하는 것은 앞으로 주어진 삶에 아무런 도움이 되지 않는다. 지금이라도 과거의 잘못된 습관을 고친다면 암 치료에 도움이 될 뿐만 아니라 재발이나 2차 암의 발생의 위험을 낮출 수 있다. 주변 사람들과 자신의 감정에 대해 이야기를 나눠보는 것도 도움이 될 수 있다. 그러다 보면 지금 느끼는 죄책감이 자신만의 잘못된 생각임을 깨닫게 될 수 있고, 자신을 돌아보고, 앞으로 나아갈 힘을 얻게 될 수 있다. 혹은 전문가의 도움을 받을 수도 있다. 쓸데없는 생각들로 걷잡을 수 없이 힘들다면 전문가와 상담을 하거나 종교 단체, 환우 모임을 통해 도움을 받고, 같은 문제를 다른 시각으로 바라보는 기회를 가져보도록 한다.

4. 무기력감이 느껴질 때

암과의 투병은 분명 힘들고 어려운 시간이다. 그 길고 힘든 순간들을 꿋꿋이 버티고, 이겨내는 내 몸과 세포 하나하나에게 칭찬을 해줄 필요가 있다. 모두가 절망스러워하는 암을 이겨내고 있는 강한 자신의 모습을 똑바로 바라보라. 당신은 진정 강하고 아름답다. 암은 오히려 개인 인생에 큰 변화를 가져다 줄 수 있다. 지난 과거를 바라보지 말고 이제 암을 이겨낸 후 새로 시작되는 삶에 대해 생각하자. 암으로 인해 변화된 삶에 적응하는 데에는 시간과 노력이 필요하다.

5. 재발에 대한 두려움이 느껴질 때

만약 암을 극복한 후 재발에 대한 두려움이 느껴질 때에는 자신의 암에 대해 공부하는 것이 도움이 된다. 자신이 지금 건강을 위해 할 수 있는 일에 최선을 다하고, 이러한 것을 위해 어떤 서비스를 받을 수 있는지 알아본다. 자신의 병에 대해 잘 아는 것은 암에 대한 두려움을 극복하게 할 것이다. 감정적인 어려움이 있을 경우에는 두려움, 분노, 슬픔 등의 감정을 겉으로 표현해서 빨리 떨쳐내도록 노력하라. 자기 주변의 밝은 면을 찾으려는 노력이 자신의 기분을 긍정적이고, 희망적으로 바꿔줄 것이다. '건강'에 자신의 에너지를 집중시키고, 이를 위해 자신이 무엇을 할 수 있는지에 초점을 맞추는 것이 좋다.

6. 건강한 수면으로 정신을 쇄신시키는 방법

① 낮잠을 가능한 삼간다.

만약 낮잠을 자지 않고는 너무 피곤해 견딜 수 없다면 오후 3시가 되기 전에 30분 이내로 수면을 취하도록 한다.

② 매일 같은 시간에 일어나고 같은 시간에 잠든다.

주말에도 예외를 두지 말아라. 규칙적인 수면 주기를 가지게 될 때 수면의 질은 훨씬 나아질 것이다.

③ 잠자기 4시간 전부터는 운동을 하지 않는다.

규칙적인 운동은 수면 장애가 있는 사람에게 추천된다. 하지만 운동은 아침에서 이른 오후 사이에만 하여 수면에 방해가 되지 않도록 해야 한다.

④ 잠과 연관된 행동을 만든다.

자러 가기 전 같은 행동을 하여 자신만의 '수면 의식'을 만들어 몸에게 쉬고 잘 시간이라는 힌트를 주는 것은 매우 중요하다. 편안한 음악을 듣고, 가벼운 주제의 글을 15분 정도 읽는 것도 좋다. 카페인 없는 차를 마시거나, 몸을 이완시키는 운동도 도움이 된다.

⑤ **침대는 잘 때만 사용한다.**

침대에서 TV를 보거나 일을 하거나 책을 읽는 것을 피하도록 해야 한다. 수면 의식과 마찬가지로 일정하게 침대에서 자는 일만 하면 침대에 들어갔을 때 우리 몸이 잘 시간이 되었음을 알게 될 것이다. 섹스는 유일한 제외사항이다.

⑥ **카페인과 니코틴, 알코올은 잠자기 4~6시간 전에는 먹지 않는다.**

카페인과 니코틴은 잠들려는 몸을 방해한다. 커피나 차, 콜라, 코코아, 초콜릿 등은 카페인을 포함하고 있는 대표적인 식품이다. 그 외에도 복용하시는 약들 중 어떤 약들은 카페인이나 니코틴을 포함하고 있을 수 있다. 담배 역시 니코틴을 포함하고 있다. 알코올은 뇌의 움직임을 느리게 만들기 때문에 수면을 시작하게 하는 것처럼 보일 수도 있다. 하지만, 숙면을 방해하여, 결국은 토막잠을 자는 것으로 끝난다.

⑦ **잠자기 전에 가벼운 스낵을 먹도록 한다.**

만약 너무 배고프다면 그것 때문에 수면을 방해 받을 수 있다. 그러나 그 반대로 잠들기 직전에 너무 과하게 음식을 먹는 것도 수면을 방해한다. 유제품이나 바나나 등은 트립토판을 함유하여 수면에 도움을 준다.

⑧ **따뜻한 물로 목욕을 한다.**

따뜻한 목욕은 당신의 체온을 높여준다. 그리고 목욕 후에

체온이 떨어지면서 잠들기 더 쉬워진다. 하지만 아주 뜨거운 물로 목욕하는 것은 교감 신경을 흥분시켜 잠드는 데 방해가 되므로 피해야 한다.

⑨ **침대와 침실을 조용하고 편안하게 만든다.**

잠자는 곳을 따뜻하고 조용한 환경으로 만들어주는 것이 수면에 도움이 된다.

⑩ **생체시계를 조절 하는 데에 태양을 사용한다.**

일어나자마자 밖으로 나가서 햇빛을 15분 정도 쬐면 몸에게 낮이라는 것을 알려줄 수 있다.

사회적 영역

1. 가족과의 관계를 개선한다.

많은 문헌과 학자들은 가족 구성원들은 서로 연관되어 있으며 분리될 수 없다고 이야기한다. 암 환자와 그 가족도 마찬가지이다. 가족이 암 환자의 건강과 회복에 미치는 영향은 매우 크다. 암 질환은 전혀 예상하지 못한 위기상황이며, 가족이 뜻하지 않은 변화를 경험하게 만든다. 평상시에 원활하게 기능하던 가족도, 암을 겪는 과정에서 위기를 경험한다. 그러한 변화에 적응하고 대처하는 것은, 결코 쉬운 일이 아니다. 가족 구성원 개개인과 가족 전체가 원활하게 기능할 수 있을 때 암으로 인한 변화와 위기를 극복할 수 있을 것이다. 그러므로, 현재 가족이 무엇을 잘하고 있고, 무엇을 잘못 하고 있는지 정확하게 판단하여 장점은 강화하고 단점은 보완해야 할 필요가 있다. 다음 자료 또한 「환자를 위한 스트레스 관리」를 참조한 것이다.

가족의 상실감 극복

암 환자 가족의 상실감을 극복하기 위해서는 다음과 같은 구체적인 전략을 활용한다.

- **첫째,** 사랑하는 가족의 암 치료가 끝났음을 함께 기뻐해주며 암을 경험하기 전에 수행했던 일들을 다시 해내는 모습을 보고 마음껏 칭찬해준다.
- **둘째,** 환자가 암을 치료하는 동안 사랑하는 가족이 겪은 어려움에 공감하고 고마움을 표현한다.
- **셋째,** 치료가 끝난 다음에는 다른 가족 구성원들에게도 많은 관심을 기울이려는 노력을 해야 한다.
- **넷째,** 치료비, 직장 복귀 등 가족들간에 재정적인 문제를 점검해 본다.
- **다섯째,** 여러분의 사랑하는 사람과 함께 경험했던 '암'에 대한 좋지 않은 기억들은 되도록이면 지운다.
- **여섯째,** 여러분의 가까운 친척 혹은 친구들과 많은 시간을 보낸다.
- **일곱째,** 전문가나 지원단체들을 찾아가 여러분의 사랑하는 가족을 도울 수 있는 방법이 무엇인지 알아본다.

가족이 도울 수 있는 암 환자의 재발 예방

암 치료가 끝났더라도 암이 재발할 수 있는 가능성이 있기 때문에 가족들이 재발을 예방하기 위해 환자를 도울 수 있는 구체적인 방법을 알아두는 것이 도움이 된다.

> 첫째, 가족 구성원은, 암 환자가 정기적으로 의사를 찾아가 검진을 받도록 적극적으로 지지한다.
> 둘째, 지금까지 치료에 심혈을 기울여 왔다면, 치료가 끝난 현재의 시점에는 지속적인 건강 관리와 구체적인 정기검진에 중점을 두어야 한다.
> 셋째, 치료가 끝난 이후에 나타날 수 있는 부작용에 대해서도 전문의에게 문의하고 상담을 받아 알아두는 것이 좋다.
> 넷째, 아무리 치료가 끝났다고 하더라도 가족들은 계속해서 올바른 운동, 균형 잡힌 식사, 정서적 안정 등 건강 관리에 대한 정보를 가까이 하며 환자가 지속적으로 건강 관리를 하도록 격려한다.
> 다섯째, 여러분의 사랑하는 가족을 위해, 실질적으로 적용될 수 있는 자원이 무엇이 있는지 계속해서 찾아본다.

가족이 '너무 지치고 허무하다'라고 느낄 때

환자의 배우자 혹은 다른 가족의 개인적인 삶 또한 적절히 보살펴야 한다. 가족들이 간병을 하느라 개인적인 생활의 균형이 흐트러지게 되면, 이들은 더욱 쉽게 소진될 수 있다. 암 환자를 보살피는 가족 구성원은 반드시 휴식을 취해야 한다. 가족에게 필요한 것을 대신 해주는 배려도 스트레스를 줄이는 데 매우 중요하다는 사실을 기억해야 한다. 다음은 가족들에게 도움이 되는 건강실천 항목들이다.

첫째, 영양가 있는 식사를 한다. 잘 먹어야 체력을 유지할 수 있기 때문이다.

둘째, 충분한 휴식을 취한다. 환자에게나 가족에게나 휴식이 필요하다. 가족이 충분히 쉬어야 환자를 정성을 다해 돌봐줄 수 있다. 조용한 음악을 듣거나 호흡 강화 운동을 하면 숙면을 취할 수 있다. 잠이 부족한 경우 잠시 낮잠을 자도 에너지가 회복될 수 있다. 수면 부족 현상이 오래 지속되면 의사와 상의해야 한다.

셋째, 운동하는 시간을 갖는다. 걷기, 수영, 조깅, 자전거 타기는 좋은 운동이다. 산책, 청소, 등산, 계단 오르기 같은 운동도 건강을 유지하는 데 매우 좋다. 최소 15~30분의 운동으로 기분도 전환하고 스트레스도 조절할 수 있다.

넷째, 스트레칭, 독서, TV 시청, 친구와의 전화 통화 등을 하며 편히 쉬는 시간을 갖는다.

2. 직업 복귀

많은 암 생존자들의 경험담과 같이, 암 치료를 끝낸 이후 직장으로 복귀를 하게 되면 신체적·정신적 건강 증진에 큰 도움이 된다. 실제로, 베어백(Verbeek, 2006)의 직업 중재 관련 문헌에 따르면, 치료 이후 암 생존자의 직업 복귀 과정에 대하여 상담을 한 결과 환자의 직업 적응 정도와 직장으로의 복귀 정도가 향상했다고 한다. 또한, 환자가 직장으로 복귀함에 따라서 환자의 삶의 질이 증가하게 되었다는 결과도 보고된 바 있다. 다음은 암과 직업 홈페이지(www.cancerandcareers.org/)와 미국연방고용평등위원회 홈페이지(www.eeoc.gov/)를 참조하여 정리했다.

암으로 인한 신체적 어려움이 있을 때는 다음과 같이 조치한다.

> 첫째, 암 치료 때문에 나타나는 부작용이나 피로 증상을 어떻게 관리해야 하는지 건강을 관리하는 전문가 집단과 함께 의논해 본다.
>
> 둘째, 치료 부작용으로 인한 증상의 지속 기간을 명확하게 이해하고 치료 부작용이 여러분의 작업 수행 능력에 어느 정도 영향을 미칠 수 있는지를 미리 알아둔다.
>
> 셋째, '모든 것을 스스로 해결할 것인지, 동료에게 도움을 요청할 것인지?'에 관하여 신중하게 생각한 뒤, 도움을 요청할 수 있는 사람에게 부탁한다.
>
> 넷째, 담당 의사에게 직업과 작업 환경을 충분히 설명하여, 건강 관리와 작업 수행을 효과적으로 할 수 있는 방법을 함께 강구한다.
>
> 다섯째, 지속적으로 유지해야 하는 병원 치료가 어떤 것인지, 치료 과정이 작업 수행에 어떤 영향을 미칠 수 있는지 담당 의사에게 문의한다.
>
> 여섯째, 담당 의사에게 치료 및 약물 부작용을 어떻게 최소화할 수 있는지 문의한다.

일곱째, 치료를 받는 동안에는 어떻게 체력을 관리하고 직업을 유지하는 것이 좋을지를 의료진에게 충분히 의논한다.

암 환자들은 직장 동료들의 이해 부족으로 어려움을 겪기도 한다. 이때는 자신이 암 환자임을 떳떳하게 밝히고 작업의 효율을 높이기 위한 실질적인 방안을 찾아야 한다. 구체적으로는 진료를 위하여 병원을 방문할 수 있도록 양해를 구하는 것이 있다. 또한, 편안하게 약을 복용할 수 있는 분리된 공간을 요청할 수 있으며, 휴식을 취할 수 있는 시간을 요청할 수 있다. 작업 스케줄을 융통성 있게 조정해 달라고 요청하거나, 필요할 경우 재택 근무를 할 수 있도록 요청한다. 사무실 내부의 온도 및 습도를 적정하게 유지해 달라고 요청하거나, 본인이 스스로 관심을 기울이는 것도 좋은 방법이다.

또한, 보고서 작성에 어려움이 있을 경우, 다른 동료에게 작성 방법에 관한 조언을 구하거나, 완성된 보고서를 한번 검토해달라고 부탁한다. 특히, 직장 동료와 좋은 관계를 유지하는 것이 매우 중요하다. 환자가 혹시라도 잊고 지나칠 사항에 관하여 그때그때 알려줄 것을 요청하는 것도 좋다. 만약에, 직장동료가 어떠한 부탁을 했지만 승낙할 수 없는 상황이라면, 여러분의 신체적·정신적 상태를 설명하여 이해를 구한 다음 정중하게 거절하는 것이 좋다. 이러한 것들이 지금은 동료들이나 직장에 불편을 초래할 수 있지만, 빠른 직장 복귀로 나중에 그동안의 도움에 보답할 수 있기 때문에 미안한 마음으로 인해 주저할 필요가 없다.

영적 영역(실존적 삶)

"구름과 바람의 방향은 바꿀 수 없지만, 돛단배의 돛은 조정할 수 있다."

"우리가 상황을 더 이상 바꿀 수 없다면, 자기 자신을 변화시키도록 도전 받게 된다."

- 빅토르 프랑클

"아무도 당신의 동의 없이 당신에게 고통을 가하지 못한다."

- 엘리노어 루즈벨트

내 삶의 주인공은 바로 나 자신이다. 내 삶에 행복과 희망을 가져 올 수 있는 책임 있는 선택을 하는 것이 삶의 진정한 주인이 되는 방법이다. 삶의 위기와 심한 스트레스 상황에 처하는 암 환자들은 평소에 관심 밖이었던 실존적 문제나 영적인 문제에 관심을 가지게 된다. 암 치료가 끝난 후에는 건강상의 어려움과 더불어 삶의 의미를 상실하는 실존적 고통을 겪기도 한다. 그러나, 아무리 어렵고 힘든 상황일지라도 스스로가 삶의 주인이 되어 자기 주도적인 삶을 살아나가는 것은 암을 극복하는 데 매우 중요하다. 암을 이겨내는 과정에서도 우리는 선택을 할 수 있는 자유의지와 그 선택에 따르는 책임을 가지게 된다. 책임감은 고통 속에서 삶의 의미를 성취하는 데 매우 중요하다. 우리는 암을 극복하는 과정에서 가지는 책임감을 통해 내 삶의 "내가 아니면 안 되는" 고유성을 깨닫고, 삶의 의미를 체험하게 된다. 암을 치료하는 동안에 정성껏 화분을 키우는 것과 같은 작은 일일지라도 책임감을 가지고 임하면 환자가 겪고 있는 고통을 잠시 잊는 데에 도움이 된다.

암을 극복하는 데에는 신앙과 종교가 큰 힘이 될 수 있다. 암을 이겨낸 많은 환자들이 종교와 신앙을 통해 마음의 무거운 짐들을 내려놓고 편안한 마음으로 지금의 시간을 감사하면서 살게 되었다고 말한다. 암을 겪으면서 삶의 의미와 목적에 대해 스스로 질문을 던지게 된다. 종교와 신앙을 통해 이러한 질문을 해결해가는 과정을 통해 과거에 대해 새로운 시각을 갖고, 하루하루를 충분히 누리며 살아가기도 한다.

또한 종교와 신앙을 통해 자신과 비슷한 경험과 시각을 가진 사람, 자신에게 힘과 위로를 주는 사람들을 만날 수도 있다. 종교는 또한 암을 대처하는 방법과 암에서 회복하는 데 중요한 부분을 담당하기도 하는데 실제로 종교적 신념을 가진 암 환자의 경우 그렇지 않은 암 환자보다 암 치료 이후 심리적으로 적응을 더 잘하며 사회적 기능도 잘해내는 것으로 밝혀졌다. 신앙과 종교는 사람에 따라 각기 다르게 영향을 미치겠지만 암 치료가 끝난 후 자신의 신앙과 믿음을 통해 개인적인 의미를 찾는 과정은 암을 대처하는 데 도움이 될 수 있다.

영성 또는 신앙적 믿음이나 예배/미사/참선은 긍정적인 태도를 형성하여 환자가 더 나은 기분을 느끼도록 돕고, 가족의 마음을 편안하게 한다. 영적 안녕감은 다음과 같은 방법으로 건강과 삶의 질을 개선하는 데 도움을 준다.

- 환자가 암과 그 치료의 영향에 잘 적응할 수 있도록 돕는다.
- 암 치료 기간 동안 삶을 즐길 수 있는 능력을 향상시킨다.
- 암의 경험을 개인적 성장의 기회로 삼도록 도와준다.
- 불안감, 우울감, 분노, 불편감을 감소시킨다.
- 고립감(혼자라는 느낌)과 자살의 위험성을 감소시킨다.
- 술과 약물에 대한 의존도를 감소시킨다.
- 희망과 긍정적 태도, 후회로부터의 해방감, 삶에 대한 만족감, 내적인 평안함 등 긍정적 감정을 증가시킨다.

이와 같이 영적 안녕감은 삶의 질을 향상시키는 데에 도움이 되므로, 신체적·정신적 건강뿐만 아니라 영적인 건강을 위해서도 노력하는 것이 반드시 필요하다.

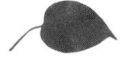

암을 이겨내는
사람들을 위한
워크북

소개

의료 기술이 발달하고 정기 건강 검진을 받는 사람들이 증가함에 따라 암 진단을 받았지만 이를 성공적으로 이겨낸 사람들 또한 점차 늘어나고 있다. 누구나 암을 진단받는다면 분노, 두려움, 암담함, 의욕 상실, 원망, 죄책감 그리고 불안과 우울을 느끼기 마련이다. 또한, 암 치료를 견뎌내는 것이 쉬운 일은 아니다. 더군다나, 치료 과정에서 경험하는 신체상의 고통뿐만 아니라 정신적·사회적·실존적 고통을 효과적으로 극복하는 것은 여전히 어렵다. 암과의 전쟁에서 승리한 후에도 치료 중에 겪었던 고통이 계속되어 혼란스러워하거나 무기력해지기도 한다.

이 책은 스티븐 코비의 『성공하는 사람들의 7가지 습관』을 바탕으로 암 진단을 받은 사람들이 암을 이겨내고 건강을 회복함으로써 행복한 삶을 사는 데 도움이 되는 7가지 습관이 소개되어 있다. '암'이라는 상황은 바꿀 수 없지만, 이 워크북에서 소개하는 습관들을 익힘으로써 암을 극복하고 삶을 변화시킬 수 있을 것이다. 7가지 습관은 당신 안에 있는 잠재력을 극대화하여 암을 극복하는 데 필요한 습관들이며 암 치료 과정에서 굳건한 마음으로 암을 이겨내고 더욱 활력 있는 삶을 살기 위한 가이드를 제공해준다. 또한 7가지 습관을 실천하고 생활화하려는 노력은 정서적 고통을 극복하고 삶의 의지를 고양하는 데 도움이 될 것이다. 이제 본격적으로 암을 이겨내고 새로운 삶을 향한 여행의 첫걸음을 내디뎌보자. 암을 이겨내는 당신의 모습은 가까운 사람들에게 삶에 대한 긍정적인 메시지를 주게 될 것이다. 이 워크북은 건강 교육 그리고 7가지 습관과 코칭에 대한 전문 교육 프로그램을 이수한 건강 전문가 혹은 건강 파트너와 함께 사용한다면 더욱 도움이 될 것이다.

⋯

7가지 습관은 개인적인 승리를 위한 방법(습관 1,2,3)과 인간 관계를 성공적으로 맺는 데 관련된 방법(습관 4,5,6), 그리고 다른 6가지 습관들을 강화시켜주는 습관(습관 7)으로 구성된다.

7가지 습관을 살펴보면 다음과 같다.

습관 1 :: 자신의 삶을 주도하라
내 인생의 주인공은 나다. 내 인생을 암에 맡기지 말고 주도적으로 암을 극복하자.

습관 2 :: 목표를 세우고 시작하라
정신적 창조는 실질적 창조에 우선한다. 암을 극복하여 건강을 회복하자.

습관 3 :: 소중한 것을 먼저 하라
우선순위를 정하고 건강에 가장 중요한 것부터 먼저 하자.

습관 4 :: 승-승을 생각하라

가족이나 의료진 등 암을 이겨내는 것을 도와주는 사람들과 좋은 관계를 맺자.

습관 5 :: 먼저 이해하고 다음에 이해시켜라

먼저 암과 치료 그리고 의료진을 진심으로 이해하고 나를 이해시키자.

습관 6 :: 시너지를 내라

의료진, 환자, 가족들 서로에게 더 큰 결과를 얻기 위한 최상의 방안을 모색해보자.

습관 7 :: 끊임 없이 심신을 쇄신하라

몸, 마음, 정신, 영혼을 지속적으로 쇄신함으로써 암을 극복하고 건강을 관리할 수 있다.

기본 원칙

【 습관 】

습관이란 우리가 오랫동안 주기적으로 반복해온 것들이다. 보통 우리는 그런 습관이 있다는 것조차 알아차리지 못한다. 팔짱을 껴보자. 어떤 팔이 위로 올라와 있는가? 이번에는 위로 올라온 팔이 아래쪽으로 내려가고 다른 쪽 팔이 위로 올라오도록, 팔의 방향을 반대로 해서 껴보자. 느낌이 어떤가? 어색하고 불편한가? 이것이 바로 습관이다.

평소 나는 어떤 습관을 가지고 있는지 생각해보자. 규칙적으로 운동하기, 적절한 체중 관리하기와 같은 좋은 습관이 있을 수도 있고, 패스트푸드로 식사하기, 부정적으로 생각하기와 같이 나쁜 습관도 가지고 있을 것이다.

이러한 습관은 사소해 보일 수도 있지만, 규칙적으로 반복한다면 우리의 인생 전체에 영향을 미치게 된다. 즉 어떤 습관을 가지고 있는지에 따라 우리는 원하는 삶을 살아갈 수도 있고 그렇지 못할 수도 있다.

하지만 현재의 습관으로 자신을 판단해서는 안 된다. 우리는 습관을 얼마든지 습득할 수 있고 버릴 수도 있다. 습관이란 타고난 것이 아니라 후천적으로 얻어지는 것이기 때문이다. 좋은 습관은 철저히 몸에 배이게 하고, 나쁜 습관은 없애도록 노력하자.

【 성숙의 연속성 】

성숙의 연속성은 우리가 배우게 될 '암을 이겨내는 사람들의 7가지 습관' 사이의 연관성을 보여준다. 우리는 개인의 승리에서 대인 관계의 승리로, 의존성에서 상호 의존성으로 단계적으로 성숙해나간다.

7가지 습관은 독립된 여러 가지를 한데 모은 것이 아니며 각 습관들은 체계적으로 상호 연결되어 있다. 성장의 자연 법칙과 조화를 이루면서 성숙의 연속선상에서 의존적 단계로부터 독립적 단계로, 그리고 상호 의존적 단계로 발전해 나아가게 해주는 연속적인 접근 방식을 제공한다.

- 의존성은 '당신' 의 패러다임이다. —'당신'이 나를 돌봐주어야 한다.
- 독립성은 '나' 의 패러다임이다. —'나' 는 스스로 할 수 있다.
- 상호 의존성은 '우리' 의 패러다임이다. —'우리'가 그것을 할 수 있다. 우리는 보다 큰 일을 성취하기 위해 우리의 재능과 능력을 결합시킬 수 있다.

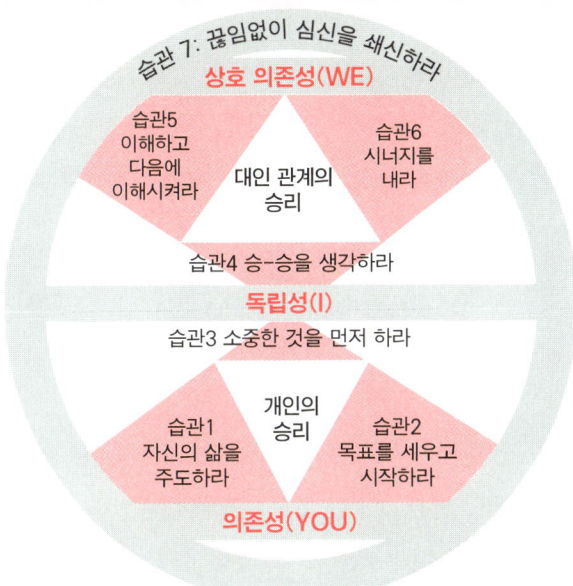

자기 통제와 자기 수련을 배우면, 우리는 '개인의 승리'를 얻게 된다. 다른 사람과 깊고 지속적이고 효과적인 관계를 구축하면, 우리는 '대인 관계의 승리'를 얻는 것이다.

성숙의 연속성은 내부에서 외부로 나아가는 방식으로 발전된다. 습관 1,2,3은 자기 완성과 관련된 내용이다. 습관 1,2,3은 우리를 건강과 치료에 대한 의존적 단계로부터 암을 극복하고 건강을 회복하는 독립적 단계로 발전시켜 개인의 승리를 달성하도록 도와준다.

우리가 실제로 독립적이 되면 효과적인 상호 의존성의 기초가 마련된다. 우리가 습관 4,5,6 즉 팀워크, 협동, 커뮤니케이션 등에서의 '대인 관계의 승리'를 효과적으로 달성할 수 있는 성품을 가지게 될 것이다.

건강을 향한 개인의 승리는 대인 관계의 승리에 선행되어야 한다. 씨를 뿌리기 전에 곡식을 거둘 수 없듯이 이 과정을 거꾸로 할 수는 없다. 이것은 내면에서 시작하여 외부로 향하는 것이다. 습관 7은 자기 쇄신의 습관이다. 다시 말해서 이것이 우리 인생의 4가지 기본적 차원에 대한 규칙적이고 균형 잡힌 자기 쇄신을 도모하게 한다. 습관 7은 다른 모든 습관을 포함하며, 성장하는 과정 전체를 지지하는 습관이다.

【 패러다임 】

패러다임은 사람과 사물을 보는 방식, 믿음, 관점, 생각의 틀을 말한다. 마치 선글라스처럼 빨간 선글라스를 쓰면 세상이 빨갛게 보이고, 파란 선글라스를 쓰면 파랗게 보이는 이치와 같다. 패러다임은 우리의 건강 관리에 영향을 주며, 우리가 건강을 바라보는 방식에 따라 우리의 건강 상태도 달라진다. 그런데 건강 패러다임이란 정확하지 못할 때도 있어서, 때로는 건강 회복에 문제를 만들어내기도 한다.

다음 건강과 관련된 패러다임을 살펴보자.

"암을 극복해내는 사람은 따로 있어."

"암 투병 중에는 절대로 일자리를 구할 수 없어. 아무도 써주지 않는다고."

"규칙적인 운동이 얼마나 효과가 있겠어? 신문기사에 나온 회복된 사람들과 나는 너무 달라."

건강 패러다임이 중요한 이유는 인간은 자신이 보는 시각과 인식에 따

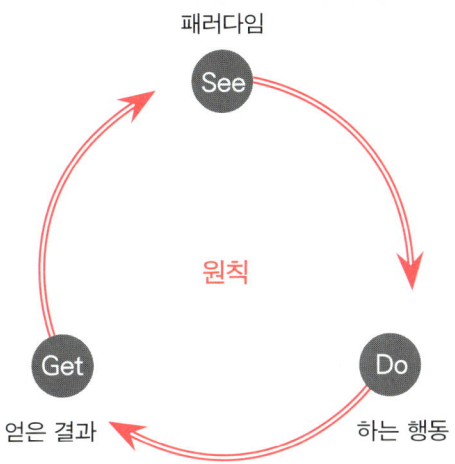

라 행동하기 때문이다. 우리가 건강에 대해 불완전한 패러다임을 가지고 있다면, 도수가 맞지 않는 안경을 쓰고 있는 것과 같다. 나의 건강 패러다임이 완전하지 않다면 새로운 시각을 가져보자. 이는 새로운 건강의 방식과 새로운 성과를 가져다 줄 것이다.

【 원칙 】

원칙(Principles)이란 자명한 자연법칙이다. 원칙은 진리, 순리, 기본을 의미한다. 원칙은 영원불변하며 근본적인 것이다. 원칙은 성별, 나이, 국가, 연령에 상관없이 누구에게나 공정하게 적용된다.

　예를 들어 공을 위로 던지면 아래로 떨어진다. 이것은 중력의 법칙이다. 이는 자연법칙이자 원칙이다. 나침반의 바늘은 언제나 정북향을 가리킨다. 이런 것이 원칙이다. 원칙에는 정직, 성실, 책임, 존경, 감사, 겸손 등이 해당될 수 있다.

'암을 이겨내는 사람들의 7가지 습관'에는 다음과 같은 원칙들이 포함되어 있다.

7가지 습관의 원칙

습관1	나는 선택의 자유가 있고, 선택한 것에 대한 책임은 나에게 있다.
습관2	정신적 창조는 실제적 창조에 선행한다.
습관3	우선순위에 따라 성실하게 행동할 때 효과적인 삶을 살 수 있다.
습관4	대인 관계를 효과적이고 장기적으로 유지하려면, 서로에 대한 존중과 상호 유익이 필수적이다.
습관5	상대방을 효과적으로 이해하기 위해서는 내가 먼저 상대방을 이해해야 한다.
습관6	혼자보다 함께할 때 더 크고 좋은 결과를 얻는다.
습관7	우리가 효과성을 유지하고 증진시키기 위해서는 자신의 몸과 마음, 정신과 영혼을 쇄신해야 한다.

【 암 환자 행복 찾기 10대 수칙 】

국립암센터에서는 2004년과 2005년에 걸쳐 국내 주요 병원들과 함께 암을 진단받고 이겨낸 3,300여 명에게 '암 환자의 삶의 질'에 관한 연구를 시행했다. 당시 이 연구에 참여했던 분들께 다시 편지를 보내 암 환자들에게 나누어줄 수 있는 희망과 격려의 메시지를 부탁드렸다. 또한, 암 환자들의 경험을 바탕으로 암과의 전쟁에서 승리하기 위해 혹은 암 치료가 끝난 이후 암 환자의 행복을 되찾기 위한 수칙을 제정하고자 했다. 이에 관심을 가지고 적극적으로 참여해준 220명의 경험에서 우러나온 목소리를 모아 '암 환자 행복 찾기 10대 수칙'을 제정했으며 이는 의학적으로도 타당하여 여기에 소개한다.

암 환자 행복 찾기 10대 수칙

수칙 1	긍정적인 마음 갖기
수칙 2	규칙적인 운동 실천하기
수칙 3	건강한 음식 바르게 먹기
수칙 4	적극적인 삶을 살기
수칙 5	정기적으로 검진 받기
수칙 6	남을 도울 수 있는 시간 갖기
수칙 7	신앙과 종교 생활하기
수칙 8	금연과 절주하기
수칙 9	과로는 금물, 나에게 맞는 생활하기
수칙 10	사랑하는 사람들과 함께하는 삶 생각하기

【 효과성 】

이솝 우화 <거위와 황금알>은 가난한 농부가 어느 날 집에서 기르는 거위의 둥지에서 번쩍이는 황금알을 발견하는 것으로 시작된다. 처음에 농부는 속임수일 것이라고 의심하였으나 집안으로 가져가서 자세히 살펴보니 놀랍게도 그것은 진짜 황금알이었다. 그날부터 농부는 매일 아침마다 거위의 둥지에서 황금알을 하나씩 얻었고 곧 엄청난 부자가 되었다. 그러나 농부는 재산이 늘어갈수록 더욱 탐욕스러워졌고 성급해졌다. 마침내 한꺼번에 많은 황금알을 얻으려고 거위를 죽여, 배를 갈라보았으나 그 안에는 아무것도 없었다.

이 우화는 우리에게 효과성이라는 것의 진정한 의미가 무엇인지 생각해보게 한다. 진정한 효과성이란 우리가 원하는 결과(생산)를 일시적으로 얻는 데 그치지 않고, 꾸준하게 얻을 수 있는 수단(생산 능력)과의 균형이다. 우화 속 어리석은 농부는 장기적인 번영을 추구하기보다는 단기적으로 성과를 올리는 일에 급급하여 결국 지속적으로 부를 안겨다 줄 생산물을 손상시키고 말았다.

그렇다면 우리의 모습은 어떠한가? 암을 이겨내고 극복하기 위해(생산), 나의 신체와 마음, 정신 등이 건강하도록 지속적으로 관리하고 있는가?(생산 능력) 암을 이겨내려면 무엇보다 몸과 마음, 정신과 영혼을 지속적으로 건강하게 관리하는 것이 중요하다.

습관 1

자신의 삶을 주도하라

【 학습 목표 】

- 행동에 앞서 잠시 멈춰 생각하고 자극과 반응의 공간을 지혜롭게 활용하는 능력을 강화한다.
- 암을 이겨내기 위해 내가 주도적으로 할 수 있는 일들을 중심으로 실천한다.

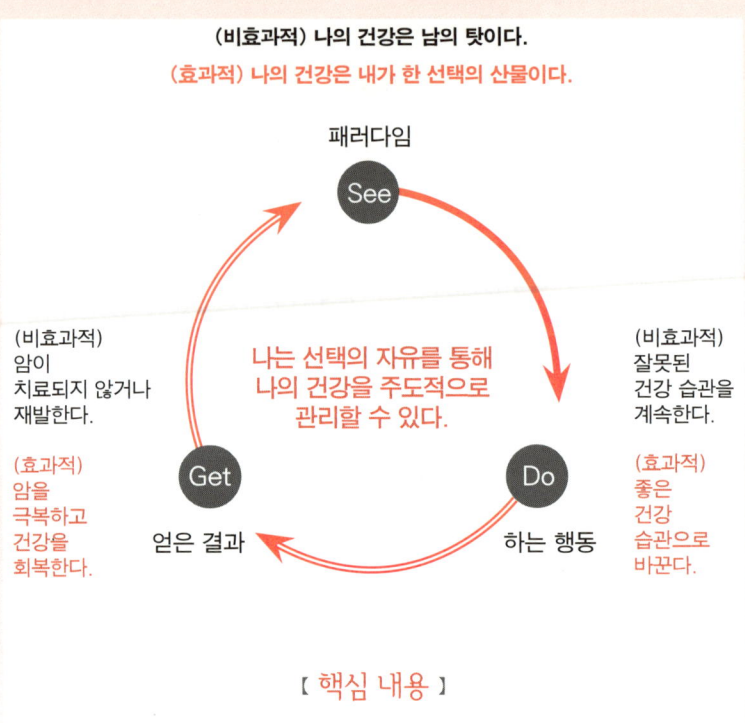

[핵심 내용]

1. **자극과 반응**: 이미 걸린 암은 어떻게 할 수 없지만 그에 따른 행동은 내가 얼마든지 선택할 수 있다.

2. **반사적 행동과 주도적 행동**: 다른 사람이 나의 건강을 결정해버리도록 하지 말자. 선택은 주도적으로 내가 한다.

3. **긍정적 자성 예언**: 말이 씨가 된다. 건강해지고 싶은 모습을 담아 자신에게 이야기해보자.

4. **관심의 원과 영향력의 원**: 암을 이겨내고 건강을 회복하기 위해 내가 마음대로 할 수 있는 것과 마음대로 할 수 없는 것을 구분해보고, 할 수 있는 일에 집중하도록 한다.

【 배워봅시다 】

자극과 반응 사이의 공간 활용하기

1. 암 진단을 받은 후 반사적으로 반응했던 기억을 떠올려보자(자신이 인내심을 잃거나, 상황을 피하고 싶거나, 자제심을 잃게 하는 경우). 구체적으로 어떠한 자극이었으며, 그때 어떠한 반응을 보였는가?

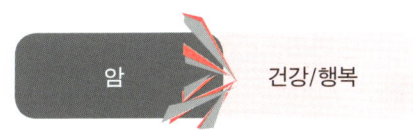

자극:
_____
_____

나의 반응:
_____
_____

2. 그렇다면 긍정적인 결과(예: 암 극복, 행복)를 얻기 위해, 내가 선택할 수 있는 것은 무엇인가?

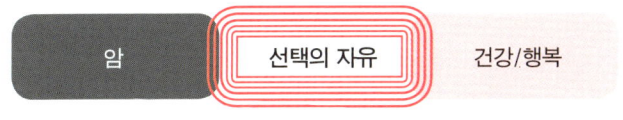

내가 선택할 수 있는 것:
_____
_____
_____

【 생각해 봅시다 】

자성예언

자성예언이란 스스로 자신에게 기대나 암시를 통해 목표를 성취하도록 하는 것이다. 곧, 내가 말하는 대로 이루어지는 현상을 일컫는다. "말이 씨"가 된다라는 뜻으로도 이해될 수 있다.

자성예언에는 긍정적 의미를 담은 것과 부정적 의미를 담은 것이 있다.

부정적 자성예언	긍정적 자성예언
내 나쁜 습관은 고칠 수 없다. 암이 발견되면 차라리 포기하는 편이 낫다.	활력이 넘치는 삶을 살아갈 것이다. 나는 반드시 암을 완치시킬 수 있다.

암을 이겨내는 사람들은 자신이 원하는 것을 담은 긍정적 자성예언을 했고, 결국 원하는 건강을 얻었다. 나는 자신에 대해 어떤 자성예언을 할 것인가?

나는 앞으로 어떤 모습으로 살기를 기대하는지 떠올려보고, 아래 공란에 나만의 문장으로 자성예언을 기록해보자.

_____의 자성예언

나는 _____
_____
_____

영향력의 원 집중

1. 암을 진단 받은 후 어렵고 힘든 상황을 1가지 적어보자.

___

2. 그 상황에서 '관심의 원'에 속하는 것들은 무엇이 있고 '영향력의 원'에 속하는 것들은 무엇이 있는가? 구별해서 적어보자.

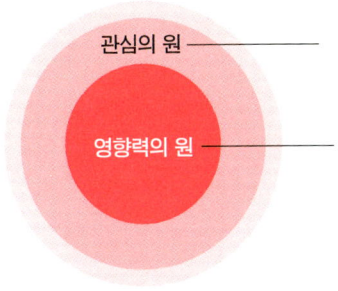

3. 내가 영향력을 가질 수 있는 건강 행동을 적어보자.

___

영향력의 원 확대

내면에서 외부로

암을 이겨내는 사람들과 그렇지 못한 사람들이 사용하는 말에는 다음과 같은 차이가 있다.

암을 이겨내는 사람들	암을 이겨내지 못한 사람들
• 긍정적인 마음을 가져 암을 이겨낼 수 있다. • 암에 걸렸지만, 운동과 균형 잡힌 식사를 통해 건강을 회복할 수 있다.	• 암을 치료받느라 몸이 피곤해 아무것도 할 수 없다. • 암을 치료하는 것은 의사이지 내가 할 수 있는 것은 아무것도 없다.

무엇에 차이가 있는지 알겠는가? 암을 이겨내는 사람들은 '영향력의 원' 안에서 결의적인 표현으로 표현하는 반면, 그렇지 못한 사람들은 '관심의 원'에서 기대적인 표현을 한다.

암을 이겨내는 사람들처럼, 영향력의 원을 확대하기 위해 내가 할 수 있는 일은 무엇인가?

_____
_____
_____
_____
_____

습관 2

목표를 세우고 시작하라

【 학습 목표 】

- 암으로 인해 그동안 꿈꿔왔던 내 미래 삶을 포기하지 말고 삶 속에서 상상 (정신적 창조 활동)을 통해 치료와 함께 나의 미래에 대한 목표를 세운다.
- 암으로 인해 방해를 받지 않고 지금 상태에서 새로운 삶의 비전을 갖는다.

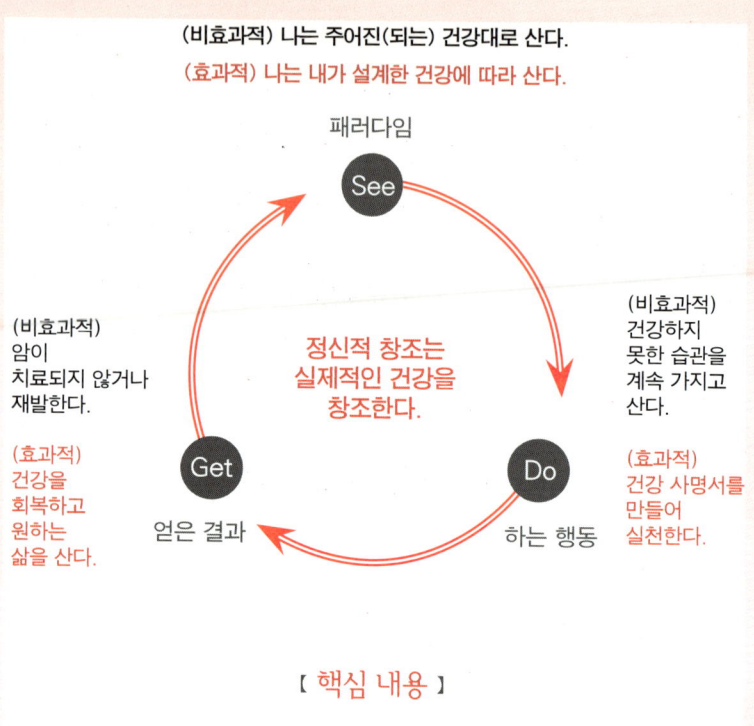

【 핵심 내용 】

1. **정신적 창조**: 암을 이겨내 건강을 회복하고자 하는 목표를 명확히 하고 마음속에 명확한 그림을 그려보자.

2. **건강 사명서 작성**: 암을 극복하고 건강을 회복하여 내가 원하는 삶을 살기 위한 설계도를 작성한다.

【 생각해 봅시다 】

꿈의 목록

존 고다드는 15세가 되던 해인 1940년, 노란 색종이 맨 위쪽에 '나의 인생 목표'라는 제목을 적고 127개의 인생 목표들을 적었다.

  인생의 목표 중 일부를 살펴보면, 탐험할 계획으로 1. 이집트 나일강, 2. 남미의 아마존 강, 3. 중부 아프리카 콩고강, 4. 미국 콜로라도강 등을 적고, 죽을 고비를 서른여덟 번이나 넘기며 실천하였다. 현재 그는 127개의 인생 목표들을 모두 수행하였다.

  "나는 틀에 박힌 생활을 하고 싶지 않으며 끊임없이 자신의 한계에 도전을 하고 싶었습니다. 독수리처럼 말입니다."

위의 사례에서 무엇을 느꼈는가?
나만의 꿈의 목록을 아래 적어보자.

1. _____
2. _____
3. _____
4. _____
5. _____

듣고 싶은 찬사

5년 뒤 암을 이겨내고 건강하게 암 완치를 위한 축하 잔치의 주인공이 되었다고 상상해보자. 암 완치를 축하하기 위해 모인 많은 사람들은 내가 암을 이겨내는 동안 함께하고 도움을 주었던 소중한 가족, 의료진, 친지, 친구, 지인들이다.

  그들은 내가 암을 이겨내고 건강을 회복하는 데 나의 훌륭한 점이나 좋은 추억에 대해 이야기해달라는 부탁을 받았다. 그들 중에서 나를 위

해 축사를 해주었으면 하는 사람 5명의 이름을 아래 적어보고 나의 역할
(예: 남편, 아내, 딸, 아들, 누나, 주치의, 친구, 내 자신 등)도 함께 적어보자.
그리고 그들이 나에 대해 어떤 이야기를 해주기를 원하는지 적는다.

주요 인물(역할)   듣고 싶은 찬사

1. _____   _____
2. _____   _____
3. _____   _____
4. _____   _____
5. _____   _____

이런 찬사를 듣기 위해 어떤 일을 해야 하겠는가? 역할별로 장기 목표를
생각해보자.

역할1. _____
역할2. _____
역할3. _____
역할4. _____
역할5. _____

【 배워봅시다 】

건강 사명서의 의미

건강 사명서란 암을 이겨내고 건강을 회복하기 위한 목표와 의미를 표현

한 글이다. 암을 극복하기 위한 나의 생각을 결정하고 행동을 선택하는 데 지침이 되는 개인 지침이자 건강의 설계도이다.

건강 사명서는 건강 회복을 위해 꼭 필요한 습관을 실천하는 데 도움이 되며, 암을 이겨내는 데 다음과 같은 이점을 줄 수 있다.

- 암을 이겨내는 데 정말로 중요한 것이 무엇인지 분명히 깨닫게 만든다.
- 건강 회복의 초점과 방향을 제시해준다.
- 암으로 인해 방해받지 않고 자신의 건강한 삶을 스스로 설계하도록 도와준다.
- 건강을 위해 매일매일 선택하고 의사결정하는 지침이 된다.
- 건강의 의미와 목적에 대해 깨닫게 해준다.

내가 만든 건강 사명서는 나에게 어떤 의미가 있을까?
나의 삶에는 어떤 변화가 있게 될까?

아래 빈칸에 나만의 의견을 적어보자.

_____
_____
_____
_____

【 생각해 봅시다 】

내면의 소리 찾기

건강 사명서를 작성하려면 내 마음속의 깊은 곳을 만나는 것이 도움이 된다. 내가 진정으로 건강을 통해서 희망하는 것은 무엇인가? 암을 이겨내고 이루고자 하는 꿈 너미 꿈은 무엇인가? 내면에서 말하는 소리를 발견하기 위해 다음 질문에 답해보자. 암으로 인해 방해받지 않고 지금 상태에서 새로운 삶의 비전을 만들어낼 수 있을 것이다.

나는 무엇을 잘하는가?

_____
_____
_____
_____

내 인생에 긍정적인 영향을 준 사람에게 본받고 싶은 점은?

_____
_____
_____
_____

내가 암을 극복하고 건강을 회복한 다음 진정으로 하고 싶은 일은 무엇인가?

_____

_____
_____

암을 극복하고 건강을 회복하여 꿈 너머 꿈을 이루기 위해 지금 건강 관리를 어떻게 해야 하는가?

_____
_____
_____

건강 사명서 초안 작성하기

앞에 쓴 것을 다시 읽어보면서 자신의 꿈을 구체화시켜보자. 일단 멈추지 말고 5분간 무엇이든 써본다. 그런 다음 일주일 동안 읽어보고 수정해서 다음 장에 최종 건강 사명서를 완성해보자. 완성한 건강 사명서는 정기적으로 들여다보고 잘 수행하고 있는지를 확인하라.

_____
_____
_____
_____
_____
_____
_____

건강 사명서

습관 3

소중한 것을
먼저 하라

【 학습 목표 】

- 건강을 회복하기 위해 나에게 가장 소중한 것이 무엇인지 기준을 세우고 그에 따라 계획한다.
- 실천도구를 활용하여 계획을 실천한다.

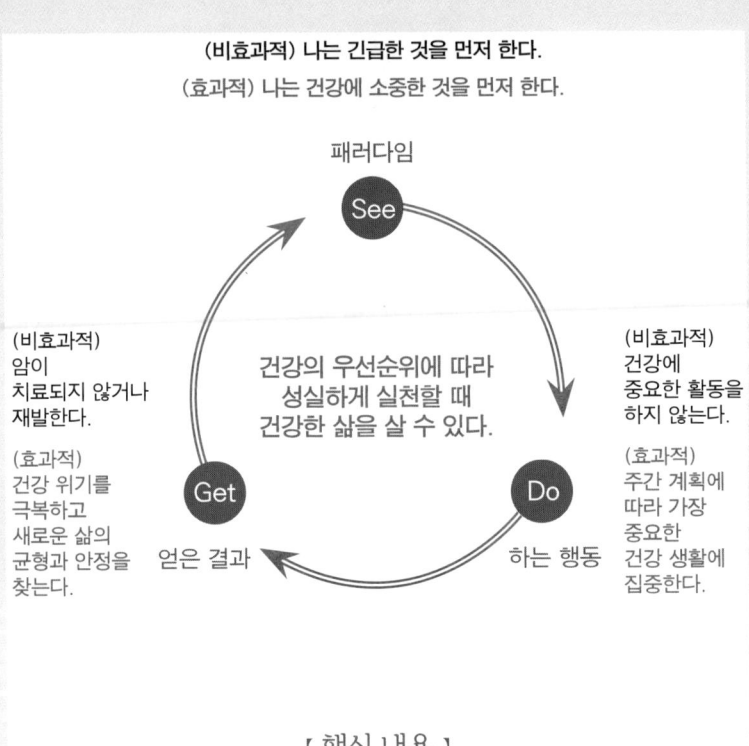

【 핵심 내용 】

1. **우선순위**: 암을 이겨내기 위해 가장 필요하며 삶에서 가장 가치 있는 것 위주로 우선순위를 두고 순서를 정한다.

2. **시간 매트릭스**: 시간 매트릭스를 통해 할 일과 하지 않을 일을 결정한다.

3. **주간/일일계획 수립**: 건강에 정말 소중한 것이 무엇인지에 따라 건강 실천 계획을 세우고 건강 습관을 실천해 실천 결과를 확인한다.

4. **도전하기**: 소중한 것을 방해하는 두려움과 타인의 시선을 극복하여 힘든 순간에도 강해진다.

【 배워봅시다 】

시간 매트릭스

시간 매트릭스는 암을 이겨내고 건강을 회복하기 위해 가장 소중한 것을 할 수 있게 도와주는 도구이다. 아래 표는 시간 매트릭스이다. 모든 활동은 긴급성과 중요성 정도에 따라 다음과 같이 4가지로 나뉜다.

	긴급한 일	덜 긴급한 일
중요한 일	❶ • 가족들의 긴급한 요구 • 급한 업무 • 통증으로 인한 응급실 방문	❷ • 규칙적 운동 • 암 검진 • 건강한 식생활 • 대인 관계 구축
덜 중요한 일	❸ • 중요하지 않은 전화, 우편, 메일 • 다른 사람들과의 사소한 회의	❹ • 지나친 TV시청 • 과도한 인터넷 서핑 • 잡다하고 하찮은 일

← 가로선 위에서 살기

- **중요성**

가장 소중하고 가치가 있다고 생각하는 일, 우리의 사명, 가치관, 그리고 우선순위가 높은 목표 달성에 도움이 되는 활동

- **긴급성**

급한 일, 목전에 놓인 일, 즉각적인 행동을 요구하는 활동

나의 시간 매트릭스

아래 표에 암을 이겨내고 건강을 회복하기 위한 나의 활동들을 중심으로 긴급성과 중요성 정도에 따라 시간 매트릭스를 적어보자.

	긴급한 일	덜 긴급한 일
중요한 일	1. 해야 할 일	2. 해야 할 활동
덜 중요한 일	3. 줄이거나 버려야 할 일	4. 줄이거나 버려야 할 활동

- 중요성

가장 소중하고 가치가 있다고 생각하는 일, 우리의 사명, 가치관, 그리고 우선순위가 높은 목표 달성에 도움이 되는 활동

- 긴급성

급한 일, 목전에 놓인 일, 즉각적인 행동을 요구하는 활동

주간/일일계획 수립

암을 이겨내는 사람들은 인생에서 진정 원하는 결과를 얻기 위해 매주 계획을 세우고 이에 따라 생활한다. 소중한 일을 먼저 할 수 있도록 시간을 배분하는 것을 도와주는 건강 다이어리를 통해 주간/일일 계획을 세

워보자.

계획을 세우기 위한 단계는 다음과 같다.

1. 큰 돌이 무엇인지 정하라

주말이나 주초에 건강을 회복하기 위해 이번주 내가 해야 할 일을 생각해보고 나에게 가장 중요한 일이 무엇인지 결정하자. 그것이 그 주의 큰 돌이다.

큰 돌은 다음의 것들로부터 나온다.
- 양심
- 사명과 원칙
- 꿈과 목표
- 이루고 싶은 비전
- 나에게 가장 소중한 것

큰 돌은 건강을 회복하기 위한 다음의 것들로 나타난다.
- 건강을 위해 해야 할 일
- 정기 검진 약속
- 집중해야 할 일
- 건강을 위해 자신과 지켜야 할 약속

큰 돌을 정할 때 다양한 역할에 따른 할 일을 계획함으로써 암을 이겨내고 건강을 회복하기 위한 균형 잡힌 생활을 유지할 수 있다. 매일 규칙적으로 운동하기, 균형 있게 식사하기, 의사 처방에 따라 정기 검진하기 등은 암을 이겨내는 사람들이 행하는 소중한 활동이다. 우선 건강을 회복하는 것이 첫 번째 역할임을 잊지 말자.

2. 구체적인 주간 일정을 짜라

주간 계획을 세울 때에는 건강 다이어리에 큰 돌을 위한 시간을 우선 배분한다. 큰 돌을 먼저 넣어야 작은 돌들도 모두 넣을 수 있다. 예를 들어 주 3회 운동하기가 큰 돌이라면 월, 수, 금요일 일정에 '운동하기'를 써 넣는다. 그리고 시간을 많이 할애하지 않아도 되는 활동(예: 영화 예매, 부모님께 안부 전화하기 등)을 나머지 일정에 배분한다.

주간 계획을 위한 도움말

언제? 일주일이 시작되기 전에(일요일 저녁 또는 월요일 오전에)

어디서? 나만의 조용한 공간에서

얼마나? 10분~15분 정도

3. 일일 계획을 세워라

일일 계획을 세울 때 우선 오늘의 예정 일정을 점검한 다음 현실적으로 할 일 리스트를 우선순위대로 작성한다.

일일 계획을 위한 도움말

언제? 하루가 시작되기 전에

어디서? 조용한 장소에서, 아침 일찍 집에서 혹은 사무실에 도착하자

마자

얼마나? 5분~10분 정도

주간/일일 계획서(구체적으로 나의 주간 혹은 일일 계획서 작성 계획을 세워 보자.)

언제? _____
_____

어디서? _____
_____

얼마나? _____
_____

습관 4

상호 이익을 추구하라

【 학습 목표 】

- 암을 이겨내고 건강을 회복하는 것은 경쟁이 아닌 협력의 장임을 깨닫고 의료진, 가족, 친구 등 내 주변의 사람들과 서로의 이익을 생각해주는 패러다임을 가진다.
- 용기와 배려의 균형을 유지함으로써 암을 이겨내는 과정 중에도 주변사람들과 좋은 관계를 지속할 수 있는 방법을 실천한다.

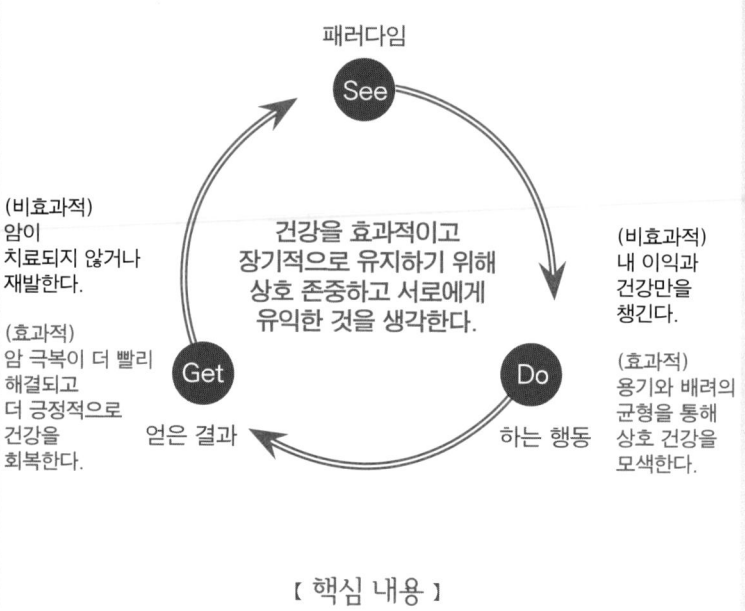

【 핵심 내용 】

1. **승-승**: 나도 이기고 상대방도 이기는 승-승을 추구하는 태도는 원만한 인간 관계를 맺는 기반이 된다.
2. **용기와 배려**: 높은 수준의 용기와 배려가 있어야 승-승을 추구할 수 있다.

【 배워봅시다 】

승승

승-승이란 나뿐만 아니라 상대도 만족시키는 해결책을 찾으려 노력하는 것이다. 다른 사람을 배려해주고 의료진이나 가족, 다른 환자들이 잘 되기를 바라는 동시에 자기 삶에 대한 책임감을 가지고 자신에게도 이익이 되는 방법을 추구하는 것이다. '나 아니면 너'가 아니라 '우리 함께' 암을 이겨낼 수 있다는 삶의 태도는 항상 새로운 가치를 만들어낸다.

승-승을 추구하는 사람들은 다음과 같은 특성을 가지고 있다.

- 서로의 이익을 추구한다.
- 경쟁적이 아니며 협조적이다.
- 더 많이 경청하고 충분히 대화한 후 용기 있게 말한다.

암을 이겨내는 사람들은 가족이나, 친지, 친구, 의료진 등 암을 이겨내는 것을 도와주는 사람들과 좋은 관계를 맺음으로써 승-승을 추구한다. 수술이 성공적으로 끝난 후 아직 발생하지 않은 상황에 대해 쓸데없이 너무 많이 걱정하며 주변사람들을 불편하게 만들 수도 있다. 하지만 승-승을 추구하는 사람들은 수술이 성공적으로 끝난 후 도와준 모든 사람들(가족, 의료인, 친척, 친구 등)에게 감사를 표현하고 기쁨을 함께 나눈다.

상호 유익을 얻을 수 있는 상황과 관계

일상생활에서 승-승 사고를 통해 상호 유익을 얻을 수 있는 상황과 관계를 설정해보자.

이름: 김영희(아내)
상황: 아내는 내가 매일 30분씩 산책하기 원한다

나에게 승이 되는 것은?	상대방에게 승이 되는 것은?
• 운동은 내 몸과 마음을 건강하게 만든다. • 아내와 함께하는 시간이 늘어난다.	• 남편이 건강해져 마음이 한결 편안하다. • 아내도 나와 함께 운동함으로써 건강해진다.

용기와 배려

'우리 함께' 이기는 것을 추구하는 과정에서 고려해야 할 것이 있다. 그것은 나의 심적 상태와 상황을 주변 사람들(예: 가족, 의료진)에게 솔직하게 이야기하고 서로 협조할 부분을 명확히 하는 것이다. 즉 용기와 배려의 균형을 맞추는 것이다.

    용기 : 자신의 생각과 감정을 말할 수 있는 의지와 능력
    배려 : 존중하는 마음으로 다른 사람의 생각과 감정을 듣는 의지와 능력

승-승을 추구하기 위해서는 타인에 대해 관대하면서도 자신감을 갖고 있어야 한다. 만약 용기만 있고 배려가 없다면, 내 이익만 주장하는 이기적인 사람이 되어버린다. 반대로 배려만 있고 용기가 없다면, 상대방의 이익에 희생당하는 사람이 된다. 높은 수준의 용기와 배려를 갖추어야 승-

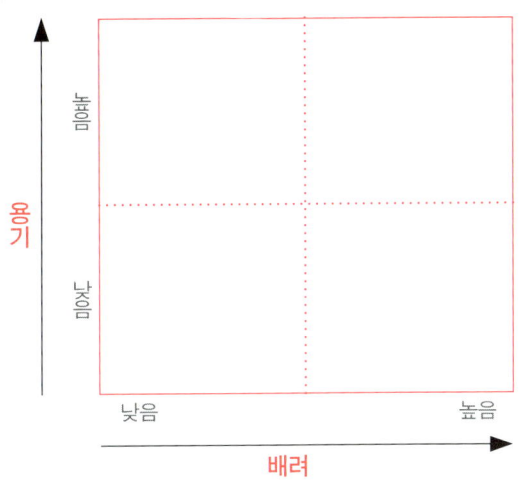

승의 결과를 얻을 수 있다.

  나는 그동안 어떤 생각으로 살아왔는지 생각해보자. 내 감정이 존중받는 것이 무엇보다 중요한가? 상대방을 배려하는 것이 더 중요한가? 그 결과 마음이 편안하고 행복했는가? 용기와 배려의 균형을 잘 유지함으로써 가족, 의료진, 다른 환자 등 주변사람들과 지속적으로 좋은 관계를 만들어나가자.

승-승을 추구하는 자세를 가지고 꾸준히 노력하자

암을 이겨내는 과정에서 주변사람들과 원만한 관계를 지속하려면 '우리 함께'라는 승-승의 생각을 가져야 한다. 또한 내가 원하는 것을 말할 수 있는 용기와 상대방을 위한 배려의 균형을 적절히 맞추어야 한다. 이러한 승-승적 사고와 용기있고 배려있는 태도가 내 생활에 자연스럽게 적용되고 타인과 좋은 관계가 유지되려면 어떻게 해야 할까?

우선 내가 승-승적으로 생각하거나 더 자주 승-승을 적용하고자 할 때 나를 방해하는 것이 있다면 무엇인지 생각해보자. 내가 내 영향력으로 제거할 수 있는 것인가? 그렇다면 그것은 무엇인가?

_____
_____
_____

자. 건강을 회복하기 위한 용기와 배려를 가지고 승-승할 수 있는 상황을 떠올려보자. 그 대상은 누구이며, 어떤 상황인가?

이름:	
상황:	
나에게 승이 되는 것은?	상대방에게 승이 되는 것은?

승-승을 추구하는 것이 쉬운 일은 아니다. 하지만 이러한 자세를 꾸준히 적용하려 노력하다 보면 어느새 암을 이겨내는 데 도움이 되는 습관으로 자리잡았음을 깨닫게 될 것이다.

습관 5

먼저 이해하고 다음에 이해시켜라

【 학습 목표 】

- 상대방을 정확히 이해하는 첫단계(경청)와 의사소통이 어려운 이유를 이해한다.
- 내 생각을 말하기 전에 문제를 다른 관점에서 봄으로써 상대방을 이해할 수 있다.
- 먼저 상대방의 말을 경청한 후 나중에 말하는 것을 실천한다.

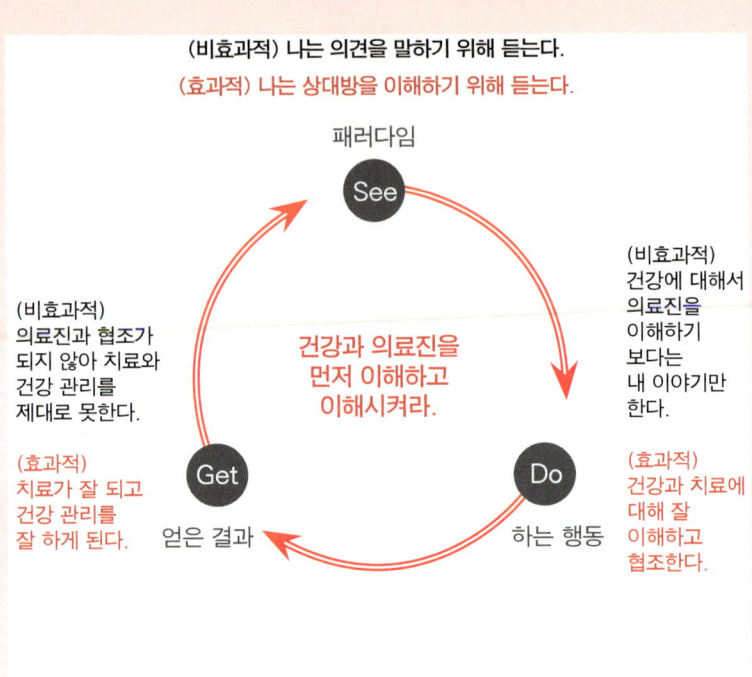

【 핵심 내용 】

1. **공감적 경청**: 제대로 듣는다는 것은 내 기준에서가 아닌, 상대방의 관점에서 듣는다는 것이다. 말하는 사람의 감정을 반영하고 자신의 말로 정리해주면 상대방을 진심으로 이해하게 된다.

2. **I-Message** : 용기를 가지고 내 의견을 적절하게 전달하는 것은 상대방을 이해시키는 데 중요한 요소이다.

【 배워봅시다 】

우리는 누구나 이해받고 싶어한다. 이해받고 싶은 욕구는 인간의 가장 근원적인 욕구이다. 사람들은 자신이 평가되거나 판단되지 않고, 지금 있는 모습 그대로 이해받고 존중받기 원한다.

하지만 대화할 때 우리가 경험하는 어려움 중 하나는 우리가 자신만의 기준에 근거하여 의료진이나 가족에게 반응하는 경향이 있다는 것이다. 즉 과거에 내가 경험한 것과 내가 가진 동기에 근거하여, 상대방이 하는 말에 대해 충고, 탐색, 해석, 판단한다. 이러한 경향을 자서전적 반응이라 부른다.

자서전적 반응

충고	문제에 대한 상담, 조언, 해결안을 제시한다.
탐색	자기자신의 준거틀이나 관점을 가지고 질문한다.
해석	자기 자신의 경험에 근거하여 다른 사람의 동기나 행동을 설명한다. 상대방을 파악해보려고 애쓴다.
판단	판동의하거나 반대하는 것, 옳은지 혹은 그른지 말해주는 것.

자서전적 반응은 상대방과 대화할 때 필터 기능을 한다. 그래서 의료진이나 가족이 말하는 것을 있는 그대로 듣지 못하고, 옳은지 그른지 혹은 왜 그런지, 결론을 말해주고 싶은 욕구가 생기게 된다. 이러한 자서전적 반응은 상대방이 원하는 것처럼 있는 그대로 보고 존중하는 것을 방해한다.

평소 나는 의료진이나 가족, 친구 등 주변사람들에게 어떤 자서전적 반응을 자주 하는가? 그 결과는 어떠한가?

_____

_____

공감적 경청

제대로 듣기 위해서는 공감적 경청이 필요하다. 공감적 경청이란 말하는 사람의 감정을 반영하고 자신의 말로 정리해주는 것이다. 충고, 논박, 해결, 판단, 분석, 단정짓는 것 등은 공감적 경청이라 할 수 없다.

공감적 경청을 한다는 것은 다음과 같은 요소를 문장에 담아 표현하는 것을 의미한다.

공감적 경청의 요소

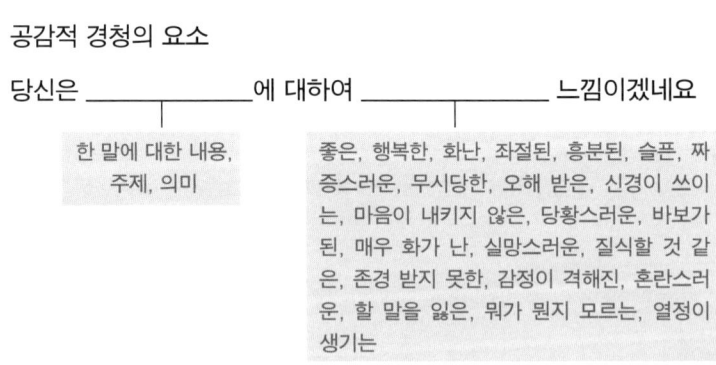

공감적 경청을 할 때에는 상대방이 한 말을 재정리해서 따라하는 기술도 필요하지만 진정으로 상대방을 이해하고자 하는 마음이 훨씬 중요하다. 상대방을 깊이 이해하려는 마음으로 내용을 재정리하는 데 필요한

스킬을 사용한다면, 제대로 들을 수 있을 뿐만 아니라 상대방의 진실한 속마음을 이해할 수 있다.

가족, 친구, 친지, 의료진과 대화할 때 그들에게 질문하고 관심사가 무엇인지 들어보라. 그들과 한결 더 좋은 관계를 맺을 수 있을 것이다.

【 생각해 봅시다 】

공감적 반응

아래 사례를 읽고 각각에 맞는 공감적 반응을 적어보자.

1. 암 발병 4년째가 되는 김영수 씨는 절주하기 위해 노력 중이다. 그런데 함께 회식에 간 동료가 "그동안 김영수 씨 때문에 마음대로 술도 못 마셨는데. 이제 거의 다 나아가시는데 오늘은 마음껏 한 잔 하시죠?"라고 말한다.

동료의 말에 내가 할 수 있는 공감적 반응:

_____
_____
_____
_____

2. 유방절제 수술 후 사람들을 만날 때마다 나를 이상하게 쳐다보는 것 같고 암에 대해서 묻는 것이 싫다. 그런데 남편이 "그럼 사람들도 안 만나

고 집에만 갇혀 살겠다는 거야?"라고 이야기한다.

남편의 말에 내가 할 수 있는 공감적 반응:

_____

_____

_____

【 배워봅시다 】

I-Message

잘 듣기 위해서 집중력이 필요하다면, 이해시키기 위해서는 용기가 필요하다. 습관 5의 반쪽, '먼저 이해하라'만 익히는 것은 약한 모습이다. 자신의 의견을 용기 내어 적절하면서도 확실하게 전달하는 것은 의료진이나 가족을 이해시키는 데 중요한 요소이다.

상대방을 이해시키기 위해 명심해야 할 것들은 다음과 같다.

진심으로 상대방을 위하는 마음	1. 나의 의견이 정말 이 사람에게 도움이 될까?
	2. 내 기준에 저 사람을 맞추려고 하는 것은 아닌가?
I-Message	말을 할 때 "의사선생님은…"이라는 식으로 말하지 말고, "제가…"라는 식으로 해야 한다.
	Ex) "약을 제대로 복용하지 않아서 걱정이 되시죠?"

> "나는 당신이 요즘 나를 돌보느라 너무 피곤해 보여서 걱정되었어"

I-Message 연습하기

가장 최근, 의료진이나 가족과 이야기할 때 내 마음속에 강렬한 감정이 생겼으나 그냥 가슴 속에 묻어둔 경우를 떠올려보라.

1. 그때 어떤 감정을 느꼈는가?

___

2. I-Message로 표현한다면 어떻게 이야기하겠는가?

___

습관 6

시너지를
활용하라

【 학습 목표 】

- 다양성의 중요성을 이해하며 차이점을 가치 있게 여기고 존중한다.
- 시너지를 내면 서로의 건강을 위해 새롭고 더 좋은 방안을 모색할 수 있음을 이해한다.

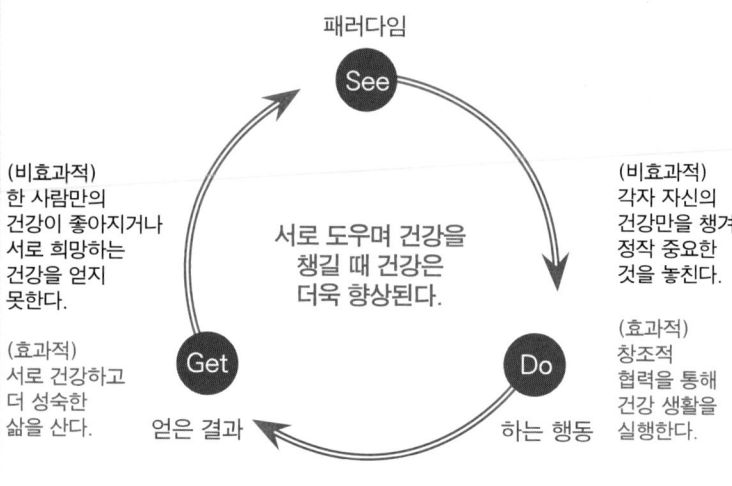

【 핵심 내용 】

1. **시너지**: 혼자서 낼 수 있는 성과에는 한계가 있다. 시너지는 좋은 결과를 얻기 위해 여러 사람이 함께할 때 일어난다.

2. **차이점 인정하기**: 시너지의 핵심은 차이를 존중하는 것이다. 차이점을 받아들이고 가치 있게 여기자.

3. **시너지에 도달하기**: 긍정 에너지를 가지고 상대방을 경청하고 자신의 생각을 용기 있게 표현하면서 시너지를 만들어내자. 시너지는 가족이나 의료진 등 주변사람들과의 관계를 좋게 해준다.

[**배워봅시다**]

시너지

시너지는 더 좋은 결과를 얻기 위해 여러 사람이 함께 뜻을 모아 일할 때 생긴다. 암을 이겨내는 과정에서의 시너지란 의료진과 가족들이 서로 다름의 가치를 인정하고 그들과 협동함으로써 암을 극복하고, 건강을 회복하며 서로의 성장에 도움을 얻는 것이다.

시너지	시너지가 아닌 것
차이점을 인정한다	차이점이 있음을 싫어한다
주변인(가족, 의료진, 다른 환자 등)과의 팀워크를 중시한다	독자적으로 행동한다
열린 마음으로 다른 사람의 의견을 대한다	항상 자기가 옳다고 생각한다
새롭고 더 나은 방법을 찾는다	다른 사람과 절충한다

시너지는 우리 주위에서 흔히 볼 수 있다. 비빔밥을 예로 들어보자. 비빔밥에는 여러 재료들이 골고루 들어간다. 밥에 각종 나물·고기·고명·양념 등을 넣어 참기름과 양념으로 비비면 각 재료들이 잘 어우러져 깊고 훌륭한 맛을 내는 음식이 된다. 재료들이 섞여 있지만 각각의 맛을 하나하나 느낄 수 있다. 이것이 바로 시너지이다. 오케스트라나 밴드, 서로

다른 남녀가 가정을 이루는 것, 동식물의 공생관계 등도 모두 시너지의 좋은 예이다. 또한, 의사, 간호사, 사회복지사, 영양사, 약사, 일반 직원이 환자를 위한 마음으로 일하는 병원도 좋은 예이다.

시너지란 이와 같이 서로 다른 특성들이 함께 어우러져 혼자서는 결코 만들 수 없는 더 크고 좋은 결과를 만드는 것이다. 그런데 시너지가 일어나기 위해서는 반드시 각각의 차이짐과 나름을 먼저 인정해야 한다. 의료진과의 차이점을 인정한다는 의미에 대해 더 알아보자.

차이점 인정하기
사람들은 일생 동안 수많은 사건을 경험하면서 세상을 바라보는 시각을 갖게 된다. 사람들은 각기 다른 방식으로 세상을 바라보며, 그에 따라 자기자신과 다른 사람들, 그리고 인생에 대해 생각하는 방식도 달라진다. 사는 동안 나와 똑같은 경험을 한 사람이 있을 수 없는 것처럼 세상을 보는 시각 또한 다를 수밖에 없다. 이러한 점에서 모든 사람은 다 옳을 수 있다. 차이점을 인정한다는 것은 다양성을 받아들이고 나와 다른 시각을 이해하고 존중한다는 의미이다.

암을 이겨내는 사람들은 나와 다른 생각, 생활양식, 가치관, 감정 등을 가진 사람을 만났을 때, 피하거나 단순히 참지 않고 오히려 다름을 가치 있게 생각한다. 인정을 통해 강점을 활용하고 약점을 보완할 수 있기 때문이다. 혼자일 때보다 서로 다른 사람이 모일 때 더 많은 것을 이루어낼 수 있다.

암을 이겨내는 과정에서 내 마음을 불편하게 했던 사람이 있었는가?

가장 최근 나를 불편하게 만들었던 사람을 떠올려보고, 나와 어떤 점이 다른지 그리고 그로부터 배울 수 있는 점이 있다면 무엇인지 찾아보자.

1. 나를 가장 불편하게 만드는 사람은?
   _____
   _____

2. 나와 어떤 점이 다른가?
   _____
   _____

3. 무엇을 배울 수 있나?
   _____
   _____

시너지에 도달하기

시너지에 도달하는 것에도 단계가 필요하다. 갈등이 있는 주변사람(의료진, 가족, 다른 환자 등)과 시너지를 내기 위해 다음과 같은 단계를 활용해 보자.

첫째, 시너지는 나의 방법 혹은 상대방의 방법을 선택하는 것이 아니라, 우리 함께 이길 수 있다는 '열린 마음이 있는지 확인'하는 데에서 시작한다. 예를 들어 나는 휴가를 집에서 보내고 싶은데 남편은 여행을 가기 원하는 경우, 남편에게 더 좋은 해결책을 찾을 수 있다면 기꺼이 함께하

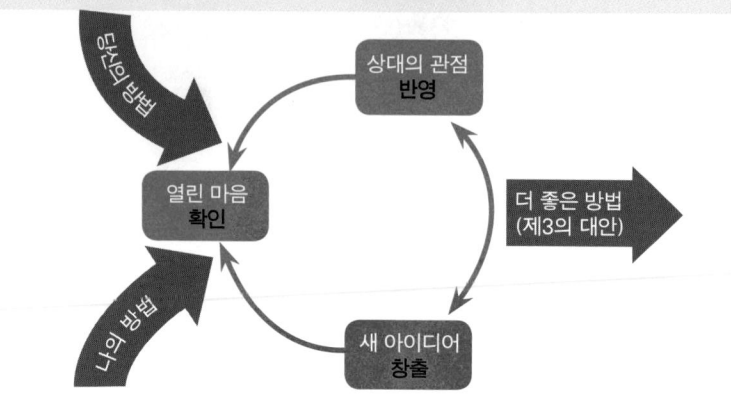

겠는지 요청한다.

둘째, 상호 '상대방의 관점'을 반영한다. 즉 상대방이 어떤 생각을 가지고 있는지 먼저 경청하고, 나도 내 생각과 감정에 대해 용기를 가지고 상대방을 이해시킨다. 상대방의 말을 제대로 경청했다면 그도 나를 충분히 이해할 준비가 되어 있을 것이다. 서로 이해되었다고 확실히 느껴지면 다음단계로 가도 좋다.

셋째, 우리가 함께 이기기 위한 '더 좋은 방법'을 제안하고 다듬는다. 상대를 좀더 이해하는 것이 필요하다면 이전 단계로 되돌아 가는 일을 계속한다.

주변사람들과 갈등이 생기거나 시너지를 내는 삶을 살고 싶을 때, 위에서 제시한 3단계를 활용해보자. 열린 마음을 근간으로, 상대방의 생각을 경청하고 내 생각을 용기있게 표현하는 커뮤니케이션 스킬을 활용한다면, 틀림없이 더 좋은 방법을 만들어낼 수 있을 것이다.

【 생각해 봅시다 】

시너지 활용하기

암 진단 이후 가족, 친구, 다른 환자, 의료진 등 다른 사람과 협력하여 시너지를 내고 있는 경우를 떠올려보자.

1. 시너지를 내기 위해 내가 노력한 것은 무엇인가?
_____
_____

2. 그로부터 배운 것은 무엇인가?
_____
_____

암을 이겨내는 과정에서 주변 사람들과의 시너지를 통해 원하는 목표에 도달할 수 있는 경우를 떠올려보자.

1. 시너지를 통해 얻고 싶은 구체적인 목표는 무엇인가?
_____
_____

2. 도움이 필요한 사람은 누구인가?
_____

3. 시너지를 낼 수 있는 최고의 방법은 무엇인가?

4. 어떤 결과가 예상되는가?

습관 7

끊임없이 쇄신하라

【 학습 목표 】

- 4가지 차원(정신, 몸, 마음, 영혼)을 균형적으로 돌보는 것이 암을 이겨내고 건강을 지속적으로 관리하는 데 중요함을 이해한다.
- 힘든 순간에 강해질 수 있도록 재다짐한다.

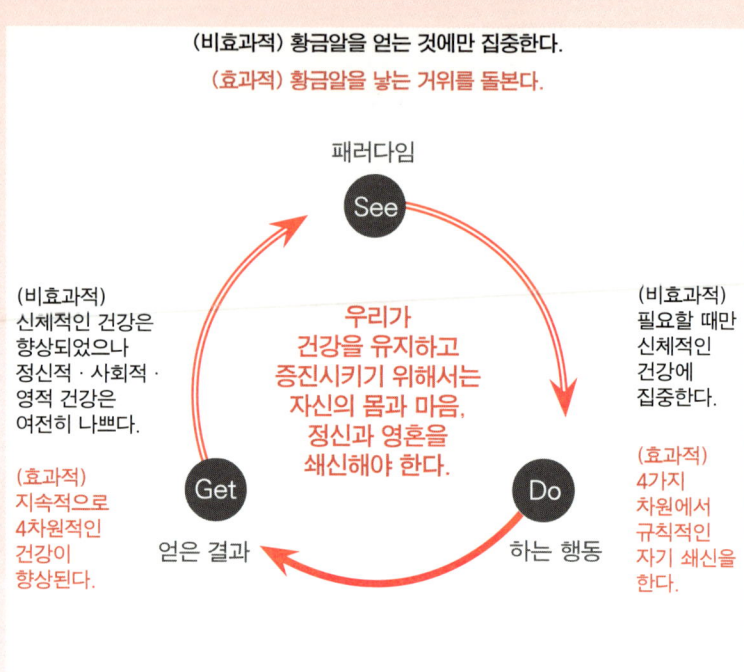

【 핵심 내용 】

1. **4가지 차원의 심신단련**: 암을 이겨내고 건강을 지속하기 위해서는 신체적·정신적·사회적·영적 차원을 균형있게 관리하는 것이 필요하다.

2. **힘든 순간 강해지기**: 꾸준한 심신단련은 지속적 노력을 필요로 한다. 힘든 순간에 포기하지 말고 자기 수련을 통해 더 큰 결과를 얻자.

【 배워봅시다 】

4가지 차원의 심신단련

국제보건기구에 따르면 참건강이란 육체적·정신적·사회적·영적으로 건강한 상태이다. 아래 그림에서처럼 우리는 4가지 차원에서 규칙적이며 균형 있게 자신을 새롭게 할 때 건강을 지속해 나갈 수 있다.

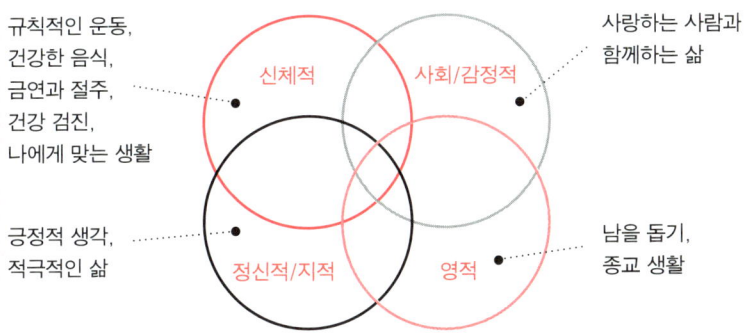

신체적 차원은 우리 몸을 효과적으로 돌보는 활동으로 균형 있는 식사, 규칙적인 운동, 금연과 절주, 건강 검진, 나에게 맞는 생활 등을 포함한다. 신체적 건강이 갖는 의미를 중시하며 행동한다면 모든 활동을 열정적으로 할 수 있는 에너지를 얻게 될 것이다.

사회/감정적 차원은 일상적인 대인 관계를 통해 얻을 수 있으며 실천하는 데 많은 시간이 들지 않는다. 사랑하는 사람과 함께 하는 삶 살기 등. 하지만 반드시 연습과 노력이 있어야 제대로 실천할 수 있다. 이는 앞서 배운 습관 4,5,6과 관련된다.

정신적/지적 차원을 단련하는 것은 자기 스스로를 교육시키기 위해 새로운 것을 학습하는 것과 관련된다. 적극적인 삶, 긍정적인 생각 등의 정신적 활동은 암을 이겨내고 마음을 넓히는 데 도움이 된다.

영적 차원은 우리 자신에게 영감을 주고 향상시킨다. 사람들은 저마다 각기 다른 방식으로(종교 생활, 남을 돕기 등) 영적 부분을 단련시킨다.

【 생각해 봅시다 】

4가지 차원의 체크리스트

현재 4가지 차원을 단련하기 위해 어떤 노력을 하고 있는가? 차원별로 제시된 대표적인 활동의 예를 읽어보고 나의 평상시 모습과 일치하는 문장에 ○ 표시를 해보자.

신체적	사회/감정적
• 일주일에 최소 5번 30분 운동한다 • 음식을 골고루 섭취한다 • 필요할 때 휴식을 취하거나 긴장을 푼다 • 금연한다 • 절주한다	• 대화할 때 상대방의 말을 경청한다 • 잘못했을 때 진심으로 사과한다 • 다른 사람들과 연락을 하고 지낸다 • 가까운 사람들을 신뢰하고 지원한다
정신적/지적	영적
• 영화, 전시회 등 문화 행사에 자주 간다 • 신문, 방송을 통해 새로운 소식을 접한다 • 악기 연주, 요리, 그림 등 취미를 갖고 있다	• 나의 삶에 대한 분명한 이유나 의미를 찾는다 • 종교적 활동을 통해 삶의 목표를 성취하고자 한다

• 삶에 대해 긍정적인 편이다 • 암을 이겨내고 건강을 회복하기 위해 적극적으로 노력한다	• 나는 한 인간으로서 나 자신에 대해 좋은 감정을 느낀다. • 다른 사람들을 돕기 위해 노력한다.

4가지 차원의 지속적 개발을 위한 계획

앞으로 4가지 차원의 균형을 맞추기 위해 지속적으로 해야 할 것은 무엇인가? 차원별로 3가지씩 적어보자.

신체적	사회/감정적
• • •	• • •
정신적/지적	영적
• • •	• • •

【 배워봅시다 】

힘든 순간에 강해지기

심신을 꾸준히 단련하기 위해서는 4가지 차원을 균형있게 관리하기 위한 노력이 병행되어야 한다. 이러한 과정 중에는 자신과의 약속을 지키는 자기 수련 부족 혹은 너무 바쁜 업무 등 예상치 못한 여러 가지 장애 요소가 나타나기도 한다. 이러한 장애 요소는 우리가 지속적으로 심신단련하는 것을 힘들게 만든다. 힘든 순간들에는 아래와 같은 것들도 있다.

- 건강에 유익한 음식 먹도록 절제하기
- 적극적인 삶
- 의료진이나 가족과 좋은 관계를 유지하기
- 봉사하는 시간 갖기

여러 개의 나뭇조각으로 만든 통을 생각해보자. 만약 이 통에 물을 붓는다면 어디까지 담기게 될까? 물의 수위는 바로 가장 짧은 길이를 가진 나뭇조각에 의해 결정될 것이다. 나뭇조각의 높이가 모두 고르고 높아야 통에 물이 가득 담기게 되듯이, 꾸준히 심신을 단련한다는 것은 4가지 차원 중 어느 하나에 치중하지 않고 골고루 조화롭게 추구하는 것을 의미한다.

닥쳐오는 힘든 순간들을 자기 수련을 통해 견뎌냈을 때 얻을 수 있는 더 큰 결과를 생각해보자.

1. 당신이 지금 확인한 4가지의 쇄신 활동 중 1가지를 골라라.

_____
_____

2. 이 활동을 시작할 때 어떤 장애물이 있을 것으로 예상되는가?

_____

_____

3. 이러한 힘든 순간들과 장애물들을 어떻게 극복할 수 있는가?

_____

_____

참고자료

- 고창순, 『암에게 절대로 기죽지 마라』, 동아일보사, 2006
- 박재희, 『3분 고전』, 작은 씨앗, 2010
- 에런라이크, 바버라, 『긍정의 배신』, 전미영 역, 부키, 2011
- 웰치, 잭, 『잭 웰치 · 끝없는 도전과 용기』, 이동현 역, 청림출판, 2001
- 줄리아니, 루돌프, 『줄리아니의 리더십』, 박미영 역, 루비박스, 2002
- 코비, 스티븐, 『성공하는 사람들의 7가지 습관』, 김경섭 역, 김영사, 1989
- 코비, 스티븐, 『소중한 것을 먼저 하라』, 김경섭 역, 김영사, 1997
- National Comprehensive Cancer Network, "Distress treatment guidelines for patients", 2013
- http://www.cancerandcareers.org/(Cancer and Careers 홈페이지)
- http://www.eeoc.gov/(US Equal Employment Opportunity Commission 홈페이지)

**암을 이겨내는 사람들의
7가지 습관**

1판 1쇄 펴냄 2013년 2월 25일
1판 1쇄 펴냄 2013년 3월 25일

지은이 윤영호 · 김경섭 · 고현숙

주간 김현숙
편집 변효현, 김주희
디자인 이현정, 전미혜
영업 백국현, 도진호
관리 김옥연

펴낸곳 궁리출판
펴낸이 이갑수

등록 1999. 3. 29. 제300-2004-162호
주소 110-043 서울시 종로구 통인동 31-4 우남빌딩 2층
전화 02-734-6591~3
팩스 02-734-6554
E-mail kungree@kungree.com
홈페이지 www.kungree.com
트위터 @kungreepress

ⓒ 윤영호 · 김경섭 · 고현숙, 2013. Printed in Seoul, Korea.

ISBN 978-89-5820-248-6 13510

값 12,000원